中华传统医药简明读本

神奇的艾灸美颜术

《中华传统医药简明读本》编委会　编著

广西科学技术出版社

图书在版编目（CIP）数据

神奇的艾灸美颜术 /《中华传统医药简明读本》编委会编著. —南宁：广西科学技术出版社，2016.6（2017.8 重印）

ISBN 978-7-5551-0623-4

Ⅰ.①神… Ⅱ.①中… Ⅲ.①美容—艾灸 Ⅳ.① R245.81 ② TS974.1

中国版本图书馆 CIP 数据核字（2016）第 102480 号

SHENQI DE AI JIU MEI YAN SHU

神奇的艾灸美颜术

《中华传统医药简明读本》编委会　编著

责任编辑：冯靖城		装帧设计：蒙　晨
责任校对：夏晓雯		责任印制：韦文印

出　版　人：卢培钊　　　　　　　出版发行：广西科学技术出版社
社　　　址：广西南宁市东葛路 66 号　邮政编码：530022
网　　　址：http://www.gxkjs.com　在线阅读：http://www.gxkjs.com

经　　　销：全国各地新华书店
印　　　刷：广西大华印刷有限公司
地　　　址：南宁市高新区科园大道 62 号　邮政编码：530007
开　　　本：890 mm×1240 mm　　1/32
字　　　数：129 千字　　　　　　　印　张：4.25
版　　　次：2016 年 6 月第 1 版
印　　　次：2017 年 8 月第 2 次印刷
书　　　号：ISBN 978-7-5551-0623-4
定　　　价：28.00 元

目 录

第三章　艾灸美容，为美丽加分

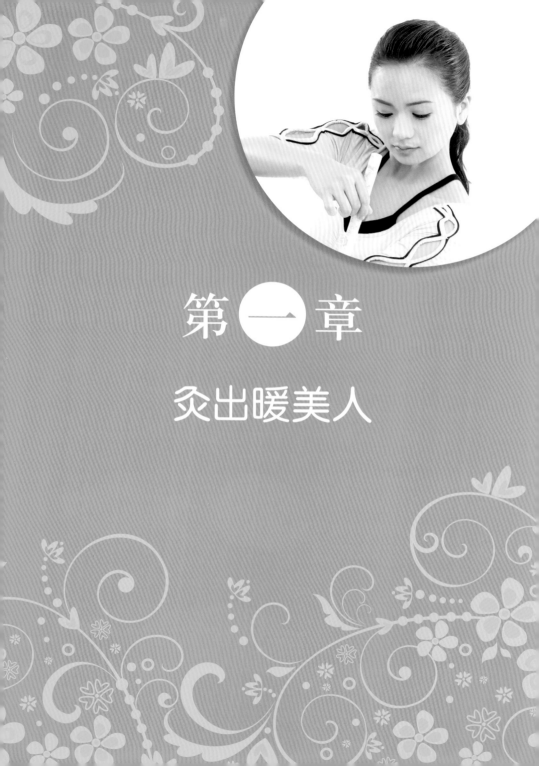

第一章

灸出暖美人

01 温暖的女人才有好气色

气血调和是女性健康之本

气血是人体生命活动的物质基础，人体内的各组织器官只有得到气血的温养和濡润才能完成正常的生理功能。人体靠气血供养才能正常运行，气行则血行，气滞则血瘀。而气血充足且运行通畅，人自然就会肤色红润、面露光华，也能健康长寿。尤其对于女人来说，气血调和才是健康之本。中医所推崇的阿胶、大枣、当归都是补血佳品，女性朋友不妨多吃；太极拳、气功等运动都具有调心养气的功效，平时也可常常练习。只有气血和顺，身体才不会出问题。

因此，对于女人来说，养生最重要的一点就是养气血。一般所指的养气血可分为两个方面：一是补，即通过药物、食物、睡眠等方法来补充足够的气血；二是运，气血补足还不够，还得把它们运送到身体的各个部位。那么到底如何补足气血呢？现在生活水平不断提高，日常饮食补充气血的方面不用再着重强调，下

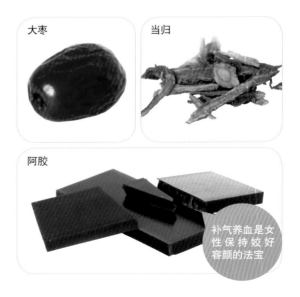

大枣

当归

阿胶

补气养血是女性保持姣好容颜的法宝

面重点说一下第二方面。

　　大多数人都有这样的误解，认为吃进去食物就等于补充了营养，身体就能健康，其实远没有那么简单。自然界的风寒燥热、人的喜怒哀乐都会影响气血的运行，可能使正常运行的气血偏离轨道，从而导致脏腑得不到该有的滋润而出现病变，所以中医认为，怒伤肝、恐伤肾、思伤脾、忧伤肺、喜伤心。那么，我们该怎么做才能让气血顺畅运行呢？大家都知道，经络是人体气血运行的通道，可将各种营养物质输送到全身各组织器官，使脏腑组织得以营养，筋骨得以濡润，关节得以通利，因此打通经络是保证气血通畅运行的重点。

　　中医的养生理论一直强调疏通经络，气血也正是通过经脉通向五脏六腑、形体官窍的。

　　人体内有十二条正经、八条奇经，气血在运行的过程中难免会出现瘀滞的情况。一般来说，按压一下瘀滞的地方就会疼痛，这也就是中医所说的"痛则不通"。这时候，最简单的办法就是在这些痛点上施以艾灸至不痛，问题就解决了，这也就是中医所说的"通则不痛"。经络疏通了，气血自然运行顺畅，身体就会健康！

艾灸让女人气血温暖

　　艾燃烧后能生成一种具有抗氧化并清除自由基作用的物质，施灸的皮肤中过氧化脂质会减少。艾的燃烧不仅没有破坏其有效药物成分，反而使之有所增强。艾燃烧生成物中的抗氧化物质附着在皮

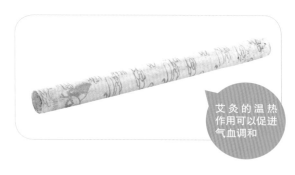

艾灸的温热作用可以促进气血调和

肤上，通过灸热渗透入体内，从而起到保健作用。

《本草纲目》中说艾叶苦辛，但它燃烧后生温产热，是纯阳之性，能通十二经脉、调理气血、逐寒湿、暖子宫、除百病。这也说明艾具有广泛的治疗作用，虽然在灸治过程中艾叶燃烧了，但药性不仅没有被破坏，反而还会增强，还可通过体表穴位进入体内，渗透诸经，起到保健、治疗作用；又可通过呼吸进入机体，起到温肌祛邪、疏风解表、通经活络、回阳固脱、醒脑安神的作用。

可见，艾灸可以通过艾的燃烧所产生的热，荡涤风、寒、湿等诸邪对人体的伤害，使气得温则行，气行则血行，气血的运行得以通畅。只有体内气血通畅的女人才健康，才有更进一步的美丽可言。因此艾灸可以让女人气血温暖，是女性健康和美丽的基础课。

三条足阴经是女人气血充足的保证

人体的三条足阴经，分别是足太阴脾经、足厥阴肝经、足少阴肾经，这三条经联系人体的三大脏器，其中肾、脾皆为气血生化之源，而肝脏的主要功能是藏血和管理气机疏泄。可见，这三大脏器都与血、水有着直接联系。

肾、脾、肝与血、水的密切关系，足可以说明三脏所属的三条足阴经对女性的重要性。首先，俗话说"女人是水做的"，这一特点注定她们离不开足太阴脾经、足厥阴肝经、足少阴肾经这三条经。同时，女性属阴，以血为本、以血为用。血对于女性来说有着根本性的作用，因为女性的一生都离不开血，比如经期、怀孕、分娩和哺乳等。不仅如此，女性的美貌也与气血息息相关。自身的血气充足，才能滋养皮毛，使毛发亮泽、皮肤红润、脸色白里透红。

三阴交对气血不和的调理作用

女性容易出现的三种气血不和症状

血虚

体内精血少，全身脏腑经络、形体官窍得不到精血的濡养就会造成血虚，出现皮肤干燥、面色发黄且没有光泽、口唇和指甲没有血色、经期血量少、经常便秘、视力减弱等症状。这些都是女性气血不足的警示。这种情况很可能是脾胃出现了问题，也可能是因为平时饮食不规律或营养不良所致。

血瘀

中医认为，凡是离开经脉的血液停聚在身体某处，或正常血液运行受到阻碍堆积在某处经脉或脏腑中，造成该处瘀堵而发生功能障碍的现象就是血瘀。血瘀的人往往会有身体某处时常有针刺般的疼痛，夜间尤重；面色晦暗无光，容易出现黑眼圈，额头、下颚及两颊下方长青春痘；月经经常推迟，经期腹部疼痛剧烈，经血颜色深或带有血块等问题。

血热

中医认为，正常状态是血在温暖的气息下运行，遇到寒气就会凝滞。如果体内阳气过盛，火气很大，血液过热就会使血行加速，脉搏跳动变急，甚至会伤害脉络、耗损阴气，身体很可能会出现以下症状：皮肤潮红，爱出油，容易长痤疮；爱发脾气，手心脚心都感觉很热；经期会提前7天以上，血量多，颜色深红或紫，或经期比较长，淋漓不断；鼻出血；晚上多梦等。

三阴交是改善以上症状的最佳穴位

血虚、血瘀、血热都是女性容易出现的疾病。那么应该如何做一个健康的女人，呵护自己的身体，养足体内的气血呢？此时，三阴交穴的重要性就凸显出来了。三阴交穴就是三条足阴经交会的地方。换句话说，三阴交这个穴位可以同时通向肝、脾、肾三条经脉。

女性朋友可每天按摩三阴交穴，力量不需要太大，出现轻微酸胀感就可以，时间可以稍长一些，左右两穴每穴可点按大约10分钟。在坚持按揉的过程中，女性的血气就会变得越来越旺盛，皮肤越来越红润亮泽。

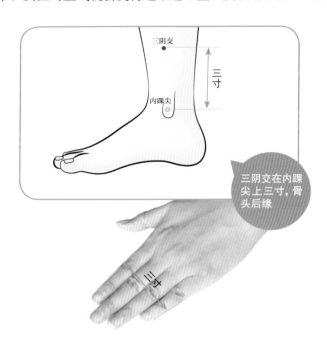

三阴交在内踝尖上三寸，骨头后缘

阴阳平衡是美丽之本

五行、五脏与人体健康

金：肺与大肠互为脏腑表里，又属气管及整个呼吸系统。过旺或过衰，易患肺、大肠、脐、肝、皮肤、痔疮、鼻、气管等方面的疾病。

木：肝与胆互为脏腑表里，又属筋骨和四肢。过旺或过衰，易患肝、胆、头、颈、四肢、关节、筋、眼、神经等方面的疾病。

水：肾与膀胱互为脏腑表里，又属脑与泌尿系统。过旺或过衰，易患肾、膀胱、足、头、肝、泌尿、腰、耳、子宫等方面的疾病。

火：心脏与小肠互为脏腑表里，又属血脉及整个循环系统。过旺或过衰，易患心脏、小肠、肩、血液、脸部、牙齿、腹部、舌部等方面的疾病。

土：脾与胃互为脏腑表里，又属肠及整个消化系统。过旺或过衰，易患脾、胃、肋、背、胸、肺等方面的疾病。

中医的养生理论认为，五脏是生命的源泉，许多病症通常与五脏息息相关。五脏也是人类生命的根本，如果五脏的功能失调，必然会引发各种疾病。有效的五脏调理方法是治病的根本。自古以来的养生方法，都是通过对五脏的调理来达到祛病养生的功效。

艾灸是调整阴阳平衡的好方法

人体阴阳平衡则身体健康，而阴阳失衡人就会发生各种疾病。艾灸可以调节阴阳，从而使失衡之阴阳重新恢复平衡。诸多医学经典均提到，艾灸可以泻实、补虚、调整阴阳，使体内的偏盛偏衰都得以纠正，令人体的五脏功能得以平衡。

人以阳气为本，阳气盛则体魄健，如阳气不足、中气下陷则体弱多病。用艾灸的方法可以用来温补阳气，调养五脏，补充人体中气之不足，对于气虚下陷所导致的疾病有很好的治疗作用。推动气血的运行，使其"补之"、"升之"。如胃下垂、子宫下垂以及面色无华、体弱消瘦、发育不良、腰痛、面部生雀斑等，都可以用艾灸的方法来治疗。

内心宁静的女人最美丽

五脏中，心主血脉，是全身血脉的总枢纽，心通过血脉将气血运送于周身；心又主神志，是精神、意识和思维活动的中心，在人体中处于最高主导地位。所以内心宁静的女人自然气顺血和，更加美丽动人。

内关穴是打开心结的抗衰美容药

我们通常说一个人美，可以指形美（容貌美丽、形体健美），可以指神美（神态优雅或有魅力），也可以指心灵美。因为内关穴的经络归属及与其他经脉广泛联系的特殊位置，决定了内关穴的美容作用。

内关穴为手厥阴心包经络穴，它与三焦相通，所以多刺激内关穴既可以养心，又可以调理三焦。"有诸内，必形诸外"，内脏精气的盛衰及其功能的强弱，就会显露在相应的体表组织器官上。

心主神，其华在面，如果心出了问题就会从面部色泽上表现出来；肺主气，荣养一身之皮毛，上焦心肺气血充足，自然就会反映到脸上，使人容光焕发；脾胃为气血生化之源，和脾胃有密切联系的足阳明胃经又和人的衰老密切相关，中焦脾胃化源充足，自然也可美形于外；肝藏血，肾为先天之本，女子又以血为用，肝肾功能正常，表现于外可形神皆美。可见，内关穴可以调理身体气血以抗衰美颜。

心与人的睡眠息息相关。我们常说睡个美容觉，就是说睡眠充足是养颜的保证。养颜首先要养心，更要养心神。现代生活中，妇女撑起了半边天的同时，也承担了过重的生活和工作压力。由于长期情志不舒、睡眠不足、气机郁滞影响了神采容貌，会引起一系列美容问题：表情抑郁或呆滞、面部肿胀、黄褐斑、脱发、早衰等。我们日常生活中如果能时常注意对神志的调治，多刺激内关、神门、太冲等调理神志和情绪的穴位，将使许多美容问题得到解决。

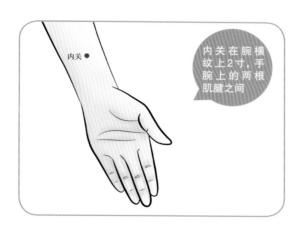

内关●

内关在腕横纹上2寸，手腕上的两根肌腱之间

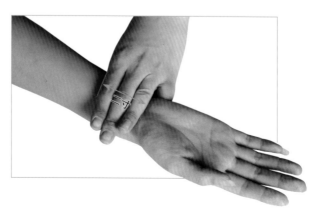

合理利用内关美容

内关易于取穴，按摩时不受时间、季节等条件限制，且操作简单、便于普及、疗效好；在医护人员指导下，人人均能掌握使用，故值得大力推广。

工具：钥匙、笔、木棍及按摩器械等都是可增强作用力的按摩工具，也可在局部艾灸。

方法：按压内关穴是用大拇指尖垂直按压在内关穴上。指甲要短，以指尖有节奏地按压并配合一些揉的动作，要有一定的力度，产生一定的酸、麻、胀的感觉，如能使感觉下传到中指或上传到肘部，效果会更好。

◎注意事项：不同穴位因解剖位置结构特点不同，按揉的力度要求也有所不同。按足三里时可以大力度按揉，力度越大功效一般越强。但对于内关穴而言，因为它靠近正中神经，按摩时一定要用力适中，力度小了，作用差，力度大了，会损伤正中神经，导致双手不能自由活动，甚至连洗脸盆都端不起来，一端脸盆手臂就会有过电感。所以，揉按时要以穴位局部有明显酸胀感为度。有的读者看到这里有可能对按摩内关穴产生恐惧：太可怕了，不按了，万一伤了神经就麻烦了。其实不要过于担心，我们按摩的力量有限，作为美容按摩的力度是不会对身体造成损害的。

艾草是每个家庭必备的
健康守护神

艾草是女人的养生草

艾草到底是什么

现在，有两种养生方法最受广大女性的追捧，一种是精油，另一种就是中草药。精油以SPA的风潮席卷全世界，而中草药的养生美容潮流也初现端倪。在这股中草药养生的风潮中，百草之王艾草是最早被关注和应用的，这使得艾草成了这股中草药养生潮流的先锋。

艾的药性可以通过体表穴位渗透到体内而起治疗作用，还可以通过呼吸进入机体，起到醒脑安神、通经活络的作用。艾叶能宣理气血，温中逐冷，除湿开郁，利阴气，暖子宫，能通十二经气血，能回垂绝之元阳。现代医学研究也证明，艾叶具有温经通络、宣通气血、提高机体免疫力、抗菌抗病毒的功效。

另外，艾叶用于灸法非常安全，而且艾灸法比内服药治病的范围更广，更方便，还不会给人体带来毒副作用。温灸通过热原理并结合艾草的作用，能促进全身血液循环，如专对面部施灸，则具有打开毛孔、温补气血、增强肌肤活力、促进保养品吸收的功效，是非常安全又有效的美容方法。

艾草的药用保健作用

抗菌

艾叶在体外对炭疽杆菌、α-溶血链球菌、白喉杆菌、金黄色葡萄球菌、白色葡萄球菌等多种细菌有很好的抵抗作用。艾叶油对肺炎双球菌、大肠杆菌、伤寒杆菌、福氏痢疾杆菌等也有很好的抑制作用。以艾叶、艾条或艾绒在室内烟熏，可起到消毒的作用。用艾条艾灸会使一些细菌引起的疾病进展变慢、病变变轻。

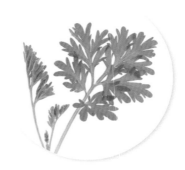

［平喘］

艾叶具有抑制肺组织和气管平滑肌释放慢反应物质的作用，尤其是提炼过的艾叶油，平喘作用较强。

［止血］

艾叶具有促进血液凝固的作用，是临床上常用的止血药，温经止血常炒炭用，止血作用更强。艾叶制炭用烘法制取的效果更佳，以18℃烘10～20分钟即可，以外表呈焦褐色为最佳。

艾绒、艾条与艾炷是女人美容保健的法宝

艾绒

艾绒是由菊科植物艾草的干叶制作而成，是艾灸法所用的主要材料。艾绒柔软如绒，因此得名。易燃而不起火焰，气味芳香。根据加工方法的不同有粗细之分，粗绒多用于温针和制作艾条，细绒多用于制作艾炷，质地以陈年者为佳。

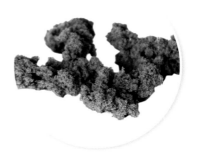

艾绒的等级

艾绒根据加工的程度以及艾叶的存放年份的不同可以分为几种等级，一般来说，使用一年以上的陈艾叶制成的为一级艾绒；使用三年以上的陈艾叶制成的为特级艾绒。在这里要提醒大家的是，如果是自己用采来的艾叶制作艾绒，没有必要捣晒很多次，只要经过捣晒后成绒状且没有梗叶即可，然后挑去杂质并将灰尘晒干净就可以用来艾灸了。另外要提醒的是，如果自制艾绒一定要记得戴口罩，因为做的时候灰尘、细小的艾粉会很呛人。

艾条

艾条是用艾绒卷成的圆柱形长条，长20～21厘米，直径1.5～1.8厘米。艾条点燃后会发出持久的烟而不熄灭，有独特的香味。艾条使用方便，艾灸时不起泡、不发疮、无痛感，患者还可以进行自我艾灸，在临床上被广泛应用。艾条根据里面是否含有药物可分为纯艾条（清艾灸）和药艾条两种，下面就介绍一下两种艾条的制作方法。

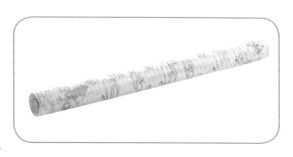

纯艾条：准备制好的陈艾绒24克，长26厘米、宽20厘米的质地柔软疏松而又坚韧的桑皮纸一张，将艾绒放在纸上，卷成直径1.5厘米左右的圆柱形，卷得越紧越好，最后用胶水或糨糊封口即可。

药艾条：药艾条即将木香、独活、细辛、雄黄、苍术、肉桂、干姜、白芷、没药、乳香、川椒等研磨成粉末后混入艾绒中，每支艾条加6克药末，然后用制作纯艾条的方法制作。

艾炷

艾炷以艾绒捻制而成，燃烧能形成锥形艾团，因此得名。每燃尽一个艾炷称为一壮。

制法：艾炷一般用手捻成。取成色好的艾绒置于平板上，用拇、食、中三指边捏边旋转，注意要把艾绒捏成上尖下平的圆锥形小体。艾炷放置方便，燃烧时火力由弱到强，患者耐受。

在手工制作艾炷时要搓捻紧实，这样制成的艾炷耐燃且不易爆。艾炷还可以用艾炷器制作。艾炷器中铸有锥形空洞，洞下留有一小孔。将艾绒放入艾炷器的空洞中，再用金属制成的圆棒直插入孔内紧压，即成圆锥形艾炷。用艾炷器制作的艾炷，艾绒更加紧密，而且大小一致，便于使用。

种类：艾炷一般分为大、中、小三种规格，小炷如麦粒大，可直接放于穴位上燃烧（直接灸）；中炷如半截枣核大；大炷如半截橄榄大，常用于间接灸（隔物灸）。平时常用的一般为中炷，高1厘米、直径约0.8厘米、重约0.1克，一般可燃烧3～5分钟。

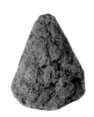
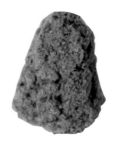

艾灸的美容美体功效

艾用于灸法，是中医上乘的保健之法，艾灸的温热刺激能直达人体内部。

艾灸美容与一般的美容方法有着本质的区别，艾灸是通过温热的刺激达到驱散疲劳、恢复元气、补充体能、平衡阴阳的目的。现在困扰女性最多的有以下几种问题：

脸上长痘：这类女性往往有不同程度的带下病，而通过清热解毒往往达不到很好的效果，因为这种热通常是虚热，而不是实热，这时通过艾灸来补足阳气就是最佳的选择。

脸上长黄褐斑：这类女性往往肝肾亏虚，身体略偏酸性，用艾灸调节就会起到意想不到的作用。

肤色暗沉：肤色暗沉多因体内寒湿重、经络瘀堵造成，艾灸的温热能促进血液循环，能驱除体内湿寒之气，使患者感到全身温暖、舒适、放松，肤色自然会变得明快，有光泽。

虚胖：这类女性并不是营养过剩，我国传统医学理论里并没有这种说法，这通常也是阳气不足导致的。虚胖的女性往往有崩漏暗疾、失血过多等症状，而太过肥胖一般是脾肾阳虚导致肝肾不足引起的，因此通过艾灸调节身体阴阳平衡十分关键。

乳头凹陷：这类女性往往都有肝肾亏虚症状，冲脉、任脉虚寒，有的甚至还有经常咳嗽的小毛病。这些问题用艾灸疗法来缓解都会有很好的效果。

常见艾灸法

艾灸法就是指把艾绒放置在体表的穴位或特定部位上烧灼、温熨，借灸火的温热力以及艾草的药物治疗作用，通过体表经络的传导，达到温通气血、扶正祛邪的目的，从而起到辅助治疗疾病和保健作用的一种外治方法，常见的艾灸方法主要有以下几种：

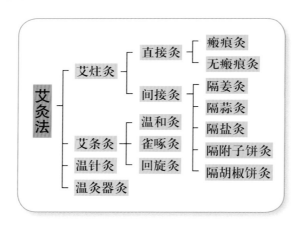

艾炷灸

直接灸

直接灸是将大小适宜的艾炷直接放在穴位皮肤上施灸的一种方法。若施灸时需将皮肤烧伤化脓，愈后留有瘢痕，称为瘢痕灸。若不烧伤皮肤、不让其化脓、不留瘢痕，称为无瘢痕灸。

间接灸

间接灸又称隔物灸，是指在施用灸法时，在艾炷下垫放姜片（隔姜灸）、蒜片（隔蒜灸）、食盐末（隔盐灸）、药品制成的薄饼（附饼灸、豉饼灸、椒饼灸等）等衬隔物再施灸的方法。其火力温和，具有艾灸和垫隔药物的双重作用，既加强了温通经络的作用，又不会使艾火直接灼伤皮肤。间接灸更易于被患者接受，较直接灸更常用，适用于慢性疾病的治疗。

隔姜灸：将新鲜生姜切成直径2～3厘米、厚0.2～0.3厘米的薄片，中心用针穿刺数孔，然后将姜片置于应灸的腧穴部位或患处，再将艾炷放在姜片上点燃施灸。当患者感到灼痛时更换艾炷再灸，至局部皮肤潮红为止。生姜具有解表、散寒、温中、止呕的作用，故此法多用于治疗外感表证和虚寒性疾病，如感冒、呕吐、腹痛、发烧、泄泻等。

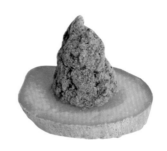

隔蒜灸：将鲜大蒜头切成0.2～0.3厘米厚的薄片，中间用针穿刺数孔，置于穴位或患处，然后将艾炷放在蒜片上，点燃施灸。待艾炷燃尽后更换艾炷再灸，每灸4～5壮，换去蒜片，每穴一次可灸5～7壮。因大蒜液对皮肤有刺激性，灸后容易

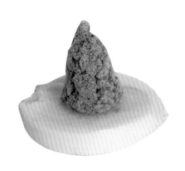

起泡，故应注意防护避免起泡。大蒜具有解毒、健胃、杀虫之功，故本法多用于治疗肺结核、腹中积块及未溃疮疖等。

隔盐灸：用纯净的食盐填敷于脐部，再放上薄姜片，上置艾炷施灸。多用于治疗急性腹痛、吐泻、痢疾、四肢厥冷和虚脱等病症。

隔附子（附子饼）灸：以附子片或附子饼（将附子切细研末，以黄酒调和做饼，厚约0.5厘米，直径约2厘米）作

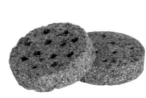
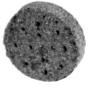

间隔，用针刺数孔，放在应灸穴位或患处，上面再放艾炷施灸，可根据病情选取适当的部位灸治，药饼干后更换，直至皮肤出现红晕为度。药饼灸后可重复再用。附子有温肾补阳的作用，故用来治疗各种阳虚证，如阳痿、早泄以及外科疮疡久不收口等病症。

隔胡椒饼灸：以胡椒末适量，加面粉和水制成厚约0.5厘米、直径2厘米的圆饼，使中央呈凹陷形，置适量药末（如丁香、麝香、肉桂等）填平，上置艾炷灸治。每次5～7壮，以受术者感觉温热舒适为度。胡椒有温中散寒之功，主要用于治疗胃寒呕吐、腹痛泄泻、风寒湿疼痛、麻木等病症。

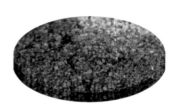

艾条灸

艾条灸是艾灸法的一种，是一种用特制艾条在穴位上熏烤的方法。如在艾绒中加入辛温芳香的药物制成的药艾条施灸，则称为药条灸。常用的有温和灸、雀啄灸和回旋灸。

温和灸

将艾条一端点燃，对准应灸的穴位或患处，距离皮肤2～3厘米处熏烤，以患者局部有温热感而无灼痛感为宜，一般每穴灸5～7分钟，至皮肤出现红晕为度。对昏厥或局部感觉减退的患者及儿童，施术者应将食指、中指两指置于施灸部位两侧，以测知局部受热程度，随时调节施灸距离，掌握施灸时间，防止烫伤。

雀啄灸

施灸时，艾条点燃的一端与施灸部位的皮肤并不需要固定在一定的距离，而是如鸟雀啄食一样，一上一下地活动着施灸。

回旋灸

施灸时，艾条点燃的一端与施灸皮肤虽然要保持一定的距离，但位置不固定，而是以施灸部位为中心，均匀地向左右方向移动或反复地旋转着施灸。

温灸器灸

温灸器是一种专门用于施灸的器具，用温灸器施灸的方法叫温灸器灸。温灸器是用金属特制的一种圆筒灸具，底部及筒壁有数十个小孔，筒壁有长柄，上部有盖，可随时取下，内部有一个小筒，用于装置艾绒和药物。

施灸时，施术者点燃艾绒后，先将温灸器盖好，用手持长柄将温灸器置于拟灸的穴位或患病部位上来回熨烫，直到局部发红为止。本法多用于灸治各种慢性病症者以及女性和儿童等惧怕灸治者。

现在温灸器的种类越来越多，只需放在要灸的部位即可。

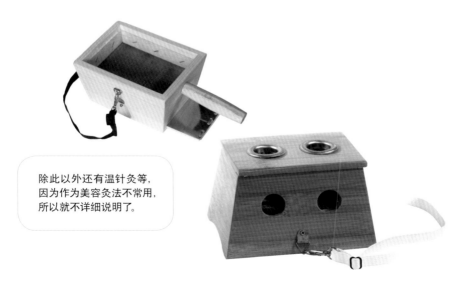

除此以外还有温针灸等，因为作为美容灸法不常用，所以就不详细说明了。

05 艾灸美容，这些细节不容忽视

在施行灸法的时候有一些注意事项是大家必须了解的，这会使艾灸更安全，更有效。

不宜施灸的情况

◎极度疲劳、过饥或过饱、大醉、大怒、大惊、大喜、情绪不稳等情形不宜艾灸。

◎皮肤过敏者不宜艾灸。

◎孕妇、精神病患者、妇女月经期间不宜艾灸。

◎患某些传染病或处于高热、昏迷、抽风时不宜艾灸。

◎热性病患者、阴虚阳亢以及邪热内积的人不宜艾灸。

◎无自制能力的人忌灸。

艾灸时的注意事项

◎要选择质量好的艾灸材料，艾绒的好坏直接决定治疗效果。

◎无论是艾灸还是艾熏都要在气血充足的情况下进行，因此艾灸前最好喝一杯高于体温的温开水，最好喝生姜大枣水，效果更佳。

◎在施灸的整个过程中忌喝冷水、吃凉饭。

◎施灸的时候要从上往下灸，次序不能乱。

◎施灸应该循序渐进地进行，施灸的穴位也应该是由少至多，灸的时间开始时也要短一些，以后再延长。

◎施灸的时候要专心致志，思想集中，以确保所灸的穴位正确。

◎由于施灸时会暴露部分体表部位，所以在冬季要注意保暖，在夏天高温时则要注意防中暑，同时要保持室内空气新鲜。

◎有些病症必须注意施灸的时间，如失眠要在临睡前施灸。

◎饭前空腹和饭后过饱时都不要立即施灸。

◎艾灸时如突然出现头晕眼花、恶心、心慌出汗、颜面苍白等症状即晕灸，应立即停止施灸，开窗通风。

灸后的注意事项

由于每人的体质有所不同，有的人艾灸后感觉良好，也没有不良反应和副作用，而有的人则不断有各种反应出现，且反应明显。所以灸后也有一些注意事项。

◎想要孩子的女性在灸后不能马上同房，这时的子宫和输卵管的环境温度偏高，不利于精子的存活。最好在灸后24～48小时后再同房。

◎艾灸后不要马上碰冷水，如洗手、洗脸或洗澡，要用热水。或者等灸后半小时再洗。

◎施灸后有的人会出现发热、口渴、失眠、疲倦、便秘、出汗、全身不适等现象，不要惊慌，继续艾灸这些症状就会消失。

◎施灸后有时候会出现走窜现象，比如艾灸中脘会产生肝区不适，这很有可能是肝有隐疾，艾灸会自行调整，这就是艾灸的通窜功能，不必担心。

◎很多人艾灸后会出现口干舌燥等上火现象，这也是艾灸的一种反应，这种现象表明阴阳正在调整，阳不胜阴，这时多喝白开水即可。

◎施灸后身体出现类似过敏的现象，比如皮肤瘙痒、起红疹等，这不是过敏，而是真阳元气驱赶寒邪外出的表现，也是病邪在体表的反应。

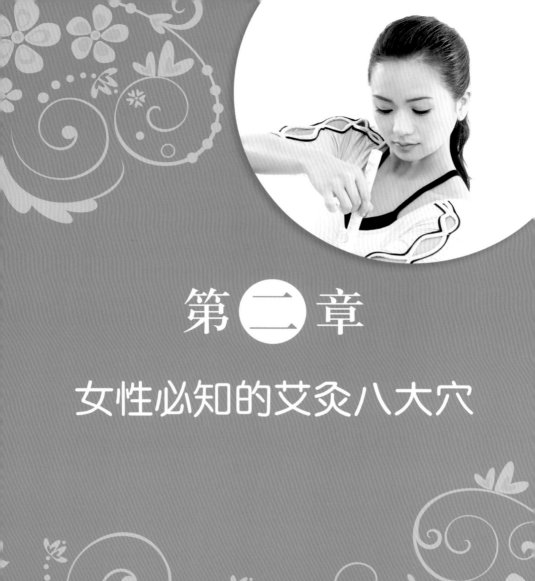

第二章

女性必知的艾灸八大穴

01 足三里

　　足阳明胃经是人体一条非常重要的美容经，它的美容功效主要体现在以下三个方面：按摩足阳明胃经有助于塑造形体美；按摩足阳明胃经有助于面部皮肤各方面问题的改善；按摩足阳明胃经有助于乳房保健。

　　而足三里作为胃经最重要的合穴历来备受青睐。所谓合穴就是全身经脉流注会合的穴位，全身气血不和或阳气虚衰，敲打足三里都能够进行调整。经常按摩足三里，还能防病健身、抗衰延年。经常艾灸或按压足三里，不但能补脾健胃、促使食物尽快消化吸收、增强人体免疫功能、扶正祛邪，而且还能消除疲劳、恢复体力，使人精神焕发、青春常驻。

足三里的基本常识

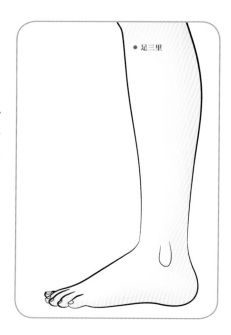

● 足三里

定位取穴

　　足三里穴位于膝关节附近，在外膝眼下3寸（4横指）、旁开1横指处，找穴时可以沿胫骨向上摸，觉得骨头上有一块凸起，向外移1横指处即是。

功能主治

　　可治疗胃十二指肠球部溃疡、急性胃炎、胃下垂等，解除急性胃痛的效果尤其明显，对于呕吐、呃逆、肠炎、痢疾、便秘、肝炎、胆囊炎、胆结石、肾结石绞痛以及糖尿病、高血压等也有辅助治疗作用。

操作方法

按摩：以一手拇指点按同侧足三里穴3～5分钟，施加一定的压力，使局部产生较明显的酸胀感觉，两手交替进行，重复2～3次。

艾灸：将艾绒捏成麦粒或黄豆大小的圆锥体艾炷。置于穴位上，从顶尖点着，当艾炷将要燃尽，皮肤感到灼热的时候，迅速将其掐灭，同时左手按揉穴位周围。每次3～5壮，每日一次，以一周或十余日为一个阶段。初灸之后，皮肤局部会逐渐变黑、变硬、结痂，再灸就在硬痂上施灸。

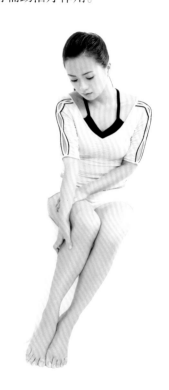

注意事项

如果艾灸足三里后有水疱不必惊慌，效果会更好。水疱较小者可待其自然吸收，水疱较大者可用消毒针刺破放出水液，然后涂以龙胆紫，等结痂后再灸即可。

足三里是美容美体必选穴

改善肤色

光泽且富有弹性的皮肤是每个女人梦寐以求的，而皮肤的衰老就意味着青春不再，所以，抗衰老是女性美容永恒的课题。

中医认为，面部皮肤与经络有重要的关系，气血必须通过经络这条通道才能到达头面部。而人体的三条阳经都可以到达头面部，因此，在面部美容中阳经显得非常重要，尤其是足阳明经，是最重要的美容经脉。而足阳明经最重要的穴位就是足三里，因此，足三里穴对于面部肌肤保养有着非常重要的意义。研究发现，对面色萎黄、干枯憔悴、肌肤松弛的人的足三里穴进行艾灸，可以收到很好的美容效果，艾灸之后这些人的面色明显变得更加红润，有光泽。

另外，长期便秘是导致面部肌肤变差的杀手，如会导致皮肤粗糙、黯淡、生痤疮等，这时就可以选用足阳明经的足三里来治疗便秘了。大便畅通了，体内的毒素自然就能排出体外，肤色也会得到改善。可见，大便畅通是皮肤光洁细腻的重要条件，这都需要足三里的帮忙。

塑造形体

人体的脾具有运化体内水湿的功效，能促进体内大量废物的排出，从而控制发胖。艾灸足三里就能起到清泻胃肠、减少食欲、通降六腑、增加排泄、巩固减肥效果的作用，足三里在许多研究中都已经被证明是行之有效的减肥穴位。

塑造完美胸形

艾灸足三里还具有促进乳房发育、丰乳隆胸的美体作用。每天可用中指指腹按揉两侧乳房下的乳根穴，有轻微肿胀感为宜，约1分钟；然后用手摩擦足三里或者艾灸足三里，会有很好的丰胸效果哦。

足三里对美容美体如此重要，所以美女们不妨在坐车、工作休息的间隙，经常按摩足三里，持之以恒必定会让你收到意想不到的功效。

足三里的养生功效

若要身安康，三里常不干

《医说》中有"若要身安康，三里常不干"这句话，意思是如果想要身体安康，就要常常刺激足三里。关于足三里，日本后藤省专论灸法《仲介》也有"旅行灸三里，健步行如飞"的说法，可见其对人体健康的重要性。足三里作为合穴是全身经脉流注会合的穴位，所以全身气血不和或阳气虚衰引起的病症，尤其是胃经气血不和时，刺激足三里就能够得到缓解。

常灸足三里，胜吃老母鸡

中医认为，老母鸡肉具有补肾益精、补益脾胃、补血养阴的保健功效，对阳痿、遗精少精、食欲缺乏、面色萎黄和产后体虚头晕、少乳闭经、月经量少等病都有很好的辅助治疗作用，尤其适合久病体虚的人进补。人们在长期与疾病作斗争的实践中发现，足三里也具有补虚保健作用，同样可以用于补肾益精、补益脾胃、补血养阴等。现代研究也证明，足三里具有双向调节多个器官系统功能的作用，能刺激骨髓的造血功能，使红细胞、中性粒细胞、血小板增多，从而提高机体的免疫力。这充分说明了足三里具有调节机体功能的作用，具有很好的预防疾病和保健作用。

艾灸足三里穴，减轻腹痛

《四总穴歌》中说："肚腹三里留。"意思是说，凡是肚子、腹部的病痛都可以通过足三里穴来治疗。足三里的"里"通"理"，就是管理、调理的意思。"足三"指可以通过这个穴对身体进行上中下的调理，即理上、理中、理下。胃处在肚腹的上部，胃胀、胃脘疼痛的时候就要理上；腹部正中出现不适，也就是脐周出现疼痛，主要是大小肠的病变，就需要理中；小腹在肚腹的下部，女性容易小腹疼痛，这就需要理下。

02 神阙

神阙的基本常识

位于人体的腹中部，脐中央。

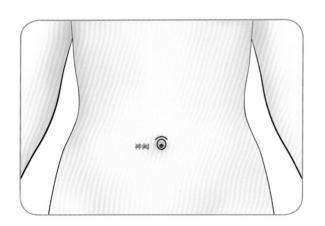

神阙

功能主治

中风虚脱，四肢厥冷，尸厥，风痫，形惫体乏，绕脐腹痛，水肿鼓胀，脱肛，泄利，便秘，小便不禁，五淋，妇女不孕。

操作方法

按摩：神阙居任脉属阴，喜柔而恶刚，指（掌）摩、抚、揉、搓、运、推、按等轻手法多用。将双手搓热，一只手掌盖住肚脐；另一只手在其上进行按摩，两手可以交换进行，每次 2 分钟，每日 2 次。

艾灸：取少量食盐放在脐窝，上面放钱币大小的鲜姜片，将艾绒搓成像麦子大小的艾炷放在姜片上点燃，感到灼痛时将姜片连同艾炷围绕肚脐上下左右移动即可，此法有温脾胃、补肾阳的作用。

注意事项

患者在过饥或过饱、膀胱过胀等情况下，不宜按摩神阙穴；胃肠穿孔、内脏出血、腹膜炎、女性妊娠者禁止按摩神阙穴；如果在女子经期按揉时手法也应较轻；按揉神阙穴的时间一般应较长，因为时间短暂，常不易收到预期的疗效。

艾灸神阙是延缓衰老的妙法

我们平时所说的肚脐就是神阙穴，又称为脐中、脐孔、气舍、气合、维会、命蒂。神阙穴被称是"天地之元，阴阳之寄"。古人认为，脐刚好是人体的中点，是划分人体上下的标志，脐以上属于天，脐为中部而属于人，脐以下属于地，也就是天、人、地三才。神阙穴是调整脏腑经络、平衡阴阳的枢纽，是经气的汇海。经常刺激神阙穴是养生的重要方法，能调和脾胃、益气养血、温通元阳、复苏固脱，具有良好的养生保健作用。

当人体气血阴阳失调而发生疾病时，通过刺激或施药于神阙穴，便有调整阴阳平衡、气血通畅的功能，也能收到祛邪治病的功效。要想延缓衰老，就要激发身体的元气和元神，也就是刺激神阙穴。所以说，刺激神阙穴是延缓衰老的灵丹妙药。

艾灸神阙是驱逐百病的良方

神阙养生不但具有驱除痼疾的奇效，更重要的是神阙穴能延年益寿。现代研究证实，神阙养生具有显著的调节生理机能、提高人体免疫力的作用，特别是对慢性炎症性疾病以及功能失调、衰退性疾病有着更为显著的疗效。

神阙穴的主要保健作用有温补脾肾，回阳救逆；调理脾胃，理肠止泻；宁心安神，熄风开窍；温经通络，祛风除湿；调和气血，调补冲任。神阙穴对上吐下泻、腹中虚冷、腹痛腹泻、肠鸣、小儿厌食、水肿、女性宫寒不孕、中风等症均有很好的治疗作用。

艾灸神阙，可以借灸的温热以及药物的配合作用，使脐部皮肤上的各种神经末梢进入活动状态，促进人体的神经、体液调节作用，从而改善组织器官的功能活动、加速血液循环、提高免疫功能、激发人体的抗病能力，从而达到防病治病的作用。通过经络的传导起到温通气血、扶正祛邪的作用，达到治病和保健的目的。现代医学研究表明，人体经络是一条高温线，艾灸时会产生热量，这些热量会沿着经络传导，人体组织受热后血液循环变快，即"气得温而易行"。气血运行通畅，治疗疾病自然能取得更好的效果。

命门的基本常识

定位取穴

在腰部，后正中线上，第二腰椎棘突下的凹陷中。与肚脐相对应。

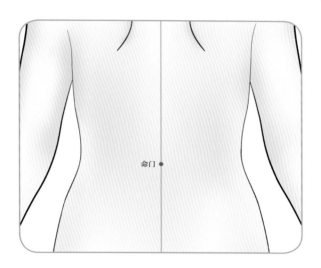

命门

功能主治

温益肾阳：虚损腰痛，脊强反折，遗尿，尿频，泄泻，遗精，白浊，阳痿，早泄，赤白带下，五劳七伤，头晕耳鸣。

舒筋镇痉：癫痫，惊恐，手足冷。

操作方法

　　按摩：用拇指指腹按揉命门穴并做环状运动，每次3分钟，每日2次。

　　艾灸：此穴多用隔物灸。艾炷每次3~5壮，药末可选用肉桂粉、附子泥、蒜泥等。

命门是增补阳气的要穴

　　命门位于腰部第二腰椎棘突下的塌陷处，是人体督脉上的要穴。中医上称督脉为"阳脉之海"，是人体诸阳经的总汇，与肾脏及脑部有着非常紧密的联系，具有督率阳气、统摄真气的功用。而命门作为督脉的主要穴位，其壮阳养生的功效自然非常显著。

　　命门是人体的长寿大穴。命门之火即阳气，命门火衰的病与肾阳不足证属一致，补命门火即补肾阳。现代人多为肾阳虚体质，所以补肾壮阳、加大命门之火对现代人的健康十分重要。

　　众所周知，肾是人的先天之本，而肾的活动就像水的流动一样，需要阳气的温熏，这里所说的阳气就是指命门之火。如果火力不足，就不能保证肾很好地运行水，导致肾水不能上行而滞留体内，表现出来的症状就是腰膝酸软、水肿、阳痿、宫寒、不孕等，也就是人们常说的肾阳虚，这时候就需要靠命门来发挥温肾补阳的功用了。艾灸命门就是缓解阳虚症状、增补阳气最好的方法，能有效缓解女性手脚冰凉、老年人关节怕冷、男性尿频等症状。在平时可以经常用手掌心按摩命门，可以添加命门之火，壮大生命的火力！

中脘的基本常识

在上腹部，身体前正中线上，脐上 4 寸处。也就是从胸骨下尖到肚脐的中点处。

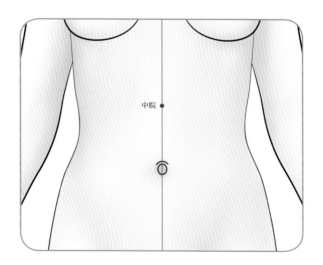

中脘

主治胃脘痛、恶心呕吐、呃逆、反胃、腹胀、腹泻、溃疡病、胃下垂、浅表性胃炎、胃痉挛、消化不良、肠炎、胃神经官能症等一切胃肠病症，虚劳百损，四肢乏力等症。

操作方法

　　按摩：用大拇指指腹按揉中脘穴并做环状运动，按揉力度要适中，每次5分钟。摩揉，即双掌重叠或单掌按压在中脘穴上，顺时针或逆时针方向缓慢行圆周推动。

　　艾灸：将大蒜切成0.2～0.3厘米的薄片，中间用针穿刺数孔，置于中脘穴上，然后将艾炷放在蒜片上，点燃施灸。待艾炷燃尽时更换艾炷再灸，每灸4～5壮换去蒜片，每穴一次灸5～7壮。

中脘是对付一切脾胃问题的法宝

　　现代人饮食不规律，有时候晚饭吃得很晚，而且吃完晚饭之后又没有给胃肠足够的消化时间就匆匆睡去，长期如此就会产生食欲缺乏、腹胀等胃肠不适症状。这种症状如果单纯通过服用具有健胃消食作用的药物进行治疗，效果并不理想，因为病根在于脾胃不调，药物只能起到暂时缓解不适的作用，并不能从根本上解决问题。这个时候，艾灸中脘才是最有效的方法。

　　不论胃寒还是胃热，艾灸中脘都能引胃中生气强行。中医治病一直秉持通过促进人体自身脏腑组织功能去消灭有害菌的方法。

　　所以，不论胃寒还是胃热，只需通过艾灸就能祛除寒邪，使胃功能恢复正常。艾灸是直接作用于经脉和穴位上的自然疗法，根据病症选取不同的穴位就可以同时具有温补和疏导的两种功能。虽然在施灸之时会有燥热或痛热的感觉，但会慢慢消除，这就是经脉疏通的表现。经过一段时间的艾灸治疗，慢慢就会觉得胃部有温热之感，腹中或有温水流动的感觉，此时便不会再感到疼痛。此后，再坚持灸50～100壮巩固一下即可治愈胃疾。

去斑美容找中脘穴

斑点、黑痣、痘痘无疑是最影响面容的凶手。很多女性就会选择用具有淡斑、去痘等特别功效的化妆品来对抗这些皮肤常见问题，或者干脆用更为简单粗暴的一些面部疗法来进行治疗，以获得洁净的肌肤。这些都是治标不治本的方法，即使一次治好了，还是会反复长出，根本起不到作用。

其实，面部出现这些问题是因为我们的胃出了毛病，如果长期饮食不节或常吃冷饮就会导致皮肤出现斑点、痘痘、黑痣等。这是因为，足阳明胃经的起始循行正是从面部开始的，胃的病邪会通过经脉表现在脸上也就不足为奇了。而如果只是用简单的手术方法去掉，其实病邪并没有根除，所以还会长出新的。要想除根，只要艾灸中脘即可，治愈了胃疾，面部问题自然迎刃而解。

这里要特别提醒爱吃冷饮的女性朋友，冷饮可是肌肤杀手，即使在炎炎夏日，也一定要慎食。冷饮会刺激胃黏膜，过量食用会导致胃寒等一系列胃部问题，这样对面部保养十分不利。不但如此，冷饮还会导致体内热量增加，长期食用还会导致肥胖，这是因为天气炎热会导致人体内燥热，所以人们常常通过吃冷饮的方法来给身体降温。虽然当时吃得很爽、很过瘾，但你有没有注意这样一个问题：冷饮会越吃越渴？这就对了！虽然炎热的天气会使人感觉到胃里燥热，但腹中的温度其实并没有超过37℃，而冷饮的温度却都低于5℃，甚至有的低于0℃。冷饮进入胃部以后，人体为了保持体温平衡，就必然会生成热量以使胃的温度升高并恢复到正常的37℃，这样，本来冷饮的作用是抑制或减少腹中的热量并降低体温，却反而刺激人体产生了更多的热量，并使体温有所升高，这就是越吃越渴的真正原因。因此，常食冷饮就会使体内热量增加，导致发胖。所以，即使在炎炎夏日，为了保持姣好的容颜与完美的身材，爱美的你千万不要贪食冷饮。

涌泉的基本常识

定位取穴

　　在足底部，卷足时足前部凹陷处，约在足底第二、第三趾趾缝纹头端与足跟连线的前 1 / 3 与后 2 / 3 交点处。

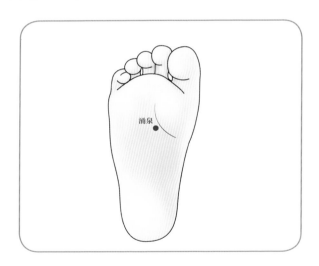

涌泉

功能主治

　　主治头痛、眩晕、昏厥、三叉神经痛、失眠、神经衰弱、精神分裂症、中暑、手足心热、小便不利、便秘、小儿惊风、小儿流涎等症。

操作方法

　　按摩：用双手拇指指腹按揉涌泉穴，注意按压时用力要稍重，每次3分钟，每日2次。

　　艾灸：每晚睡前用温热水泡脚10分钟，擦干后将艾条点燃后对准涌泉穴，以感觉温热舒适不烫为度，每穴各灸15～20分钟。每日灸1次。

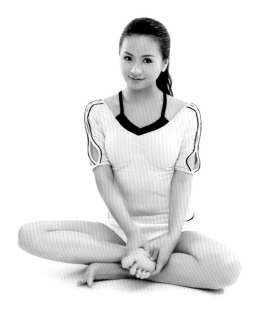

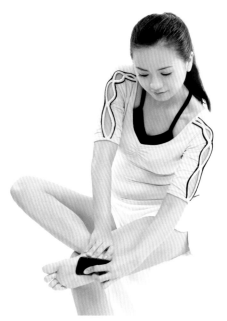

　　刮痧：用刮痧板的棱角点按足底的涌泉穴，同时腕关节做旋转按揉，两侧交替进行，每穴每次刮拭6～8次，以局部皮肤出现红润为度。

注意事项

　　刮痧时，刮痧板与皮肤呈45度，单方向刮动，力度适中，速度宜慢。点压、按揉和旋转同时协调操作效果更佳。

延年益寿的涌泉穴

涌泉是足少阴肾经的起始穴位，《黄帝内经》中说："肾出于涌泉，涌泉者足心也。"它是一个非常重要的且具有保健功效的穴位。经常刺激此穴，具有强壮筋骨、益精填髓、补肾壮阳之功效。

俗话说："若要老人安，涌泉常温暖。"如果老人每日坚持推搓涌泉穴，可使精力旺盛，体质增强，防病能力显著提高。

涌泉穴位于足心，是肾经的源头，而肾是人的先天之本，刺激涌泉穴也就是激活生命的活水源头，自古就有"临睡搓脚心百次即可延年益寿"的说法。

涌泉是安眠良药

失眠病因很多，比如说心情不好；想得太多，有心事；突然受到惊吓；晚上吃多了等，都可能导致失眠。此时以左手手心的劳宫穴按摩右足涌泉穴，有交通心肾、滋阴降火、宁心安神之功效，有引火归元之妙处。另外，涌泉穴是阴经井穴，五行属木，与肝经同气相求，用之可以舒解肝郁、镇惊熄风而宁神。

涌泉穴还可以治疗因胸闷或胃肠胀满导致的失眠。每天在临睡前，先将两手心搓热后，再用手心对搓两足心涌泉穴至热，注意力集中在吸气入涌泉穴之上。久而久之便可高枕无忧，治疗失眠。

涌泉也是广谱良药

涌泉穴具有广泛的保健功效。

涌泉穴是足底疗法的肾上腺反射区，所以刺激涌泉穴具有促进肾上素分泌的功效。肾上腺素与心脑血管及血压关系密切。按摩涌泉穴能够引气血下行，可治疗高血压、鼻出血、头目胀痛、哮喘等气血上逆的症状。根据不同疾病敷不同的药物于涌泉穴治疗效果更好。比如高血压患者可取中药吴茱萸 25 克研末，以醋调成糊状，睡前敷于两足心涌泉穴，用纱布包裹。通常 20 小时左右后血压开始下降，并且有持续效果。重症者可多用几次。鼻出血则敷大蒜泥，左侧鼻出血敷左脚心，右侧鼻出血敷右足心，两鼻孔都出血则两足心都贴，止血的效果不错。此外，这种方法还可醒神通窍，以治疗慢性鼻炎等。

据统计，推搓涌泉穴可以防治老年性的哮喘、腰腿酸软无力、失眠多梦、神经衰弱、头晕、头痛、高血压、耳聋、耳鸣、大便秘结等 50 余种疾病。

此穴若只想用按摩法，则有个前提，就是稍用力按摩此穴，以痛感明显为宜。若使很大力而痛感不明显，或此穴位处皮肤无弹性，一按便深陷不起的，则不可用按摩法，否则会使肾气更为虚弱，可选用敷药法治疗。

06 大椎

大椎的基本常识

定位取穴

在后正中线上，第七颈椎棘突下的凹陷中。低头时脖子后面有块最突出的骨头，就是第七颈椎。

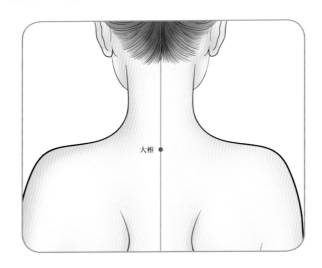

大椎

功能主治

清热解表：热病，疟疾，咳嗽，喘逆，中暑，霍乱，呕吐，黄疸，风疹。

截疟止痛：骨蒸潮热，项强，肩背疼痛，腰脊强痛，角弓反张，小儿惊风，癫狂，癫痫，五劳虚损，七伤乏力。

操作方法

按摩：深呼吸，屏息时用食指缓缓用力按压大椎穴，然后缓缓吐气，持续数秒后慢慢放手，如此反复操作；用食、中、无名指轻揉大椎穴，压力均匀放在穴位上，盘旋抚摩；以食指和中指或其中一指着力于大椎穴上，做轻柔缓和的环旋转动。上述方法每天选取一种或两三种结合起来，每次按摩10~15分钟，每天1~2次即可。

艾灸：将艾条的一端点燃，对准大椎穴，距皮肤2~3厘米处进行熏灸。施灸时以局部有温热感而无灼痛为宜，灸5~7分钟至皮肤出现红晕为度。

按揉大椎穴，诸多疾病不用怕

大椎穴为督脉要穴。督脉具有统摄和督促全身阳经的作用，故督脉有"总督诸阳"和"阳脉之海"的说法。大椎穴是手足三阳经与督脉的交会穴，被称为"阳中之阳"，具有统领一身阳气、联络一身阴气的作用。所以按摩大椎穴可贯通阴阳、强壮机体。

能退烧：大椎穴有通阳解表、退热驱邪的作用，为全身退热之要穴。常配以风池、外关、合谷等穴施治，在大椎穴用三棱针点刺出血，然后拔火罐，使邪热随血而出。

治头颈疼痛：大椎穴还可通调各阳经脉，它位于颈部，故可用于头项痛证，尤其是颈椎病、落枕引起的头项强痛等，疗效颇佳。临床治疗时，常配以风池、天柱、后溪等穴。

治感冒：大椎穴可用于治疗外感风寒所致的恶寒、发热、无汗、鼻塞等表证，常配合谷、风池穴解表发汗。其实寒气大多是从大椎穴处侵入的，经常搓擦大椎穴能够增强御寒能力，还可以预防感冒。在防治感冒过程中，搓擦大椎穴以后如果能同时按摩足三里、迎香等穴，效果会更好。

止咳平喘：大椎穴常用于治疗咳嗽、哮喘、气喘等症，临床常选配中府、膻中、肺俞、定喘等穴治疗疾病。

治昏迷、虚脱：大椎穴还可用于治疗昏迷、大汗吐泻、元阳虚脱。临床常取大椎、关元穴，用大壮艾炷直接灸，直至阳气复至，病人苏醒后卧床休息。

膏肓的基本常识

定位取穴

位于背部，第 4 胸椎棘突下，后正中线旁开 3 寸，肩胛骨内侧。

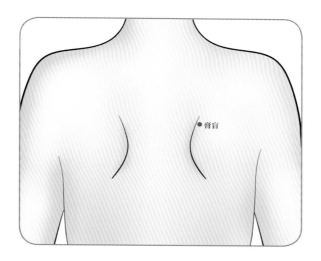

●膏肓

功能主治

主治虚羸瘦损、五劳七伤及梦遗失精、上气咳逆、痰火发狂、健忘等症。

操作方法

按摩：被按摩者俯卧，按摩者找准穴位，用掌心轻轻按压。

艾灸：《千金方》中说灸膏肓对于无病者可起到强身健骨的作用；对于体质虚弱者可起到扶助正气、促进身体健康的作用。可以用大艾炷灸，每次13壮，每天一次。

拔罐：在拔罐前先舒适地躺好或坐好，施罐者点火入罐，将罐迅速放在事先找好的穴位处，留罐10～15分钟后取下即可，每隔1日或3日操作1次。取罐时不要强行扯罐，不要硬拉和转动，应一手将罐向一面倾斜，另一手按压皮肤，使空气经缝隙进入罐内，然后再慢慢取罐即可。

注意事项

如施灸过重出现小水疱，可任其自愈；如水疱过大，可用经消毒的细针刺破，放掉水液，待其愈合。此外，过饱、过饥、酒后不宜立即施灸；外感或阴虚发热而脉象数疾者，须在症状解除后才能施灸。

艾灸膏肓穴，除去一身疾

膏肓穴的气血物质以干热的阳气和脂类物质为主要特征。膏肓穴有左右两个，所以施灸时艾炷当以对计算。施灸时以不觉疼痛为度，会产生从两穴处有似热水一样的感觉流向两肾为佳。虚劳、咳嗽、潮热、咯血等症多由真阳不足、阴邪过盛、虚火上升所致，所以艾灸膏肓就能起到"引火归元、潜阳育阴"的作用，此类人最宜采取灸膏肓的方法进行调养。尤其是脏腑功能虚弱、真阳衰竭、收敛功能弱的病症，艾灸膏肓效果尤佳。

需要注意的是，施灸时不能久坐，可以灸完5对时稍微休息一下，灸完10对时补充一点水分，以缓解疲劳。另外，如果出现口干舌燥的现象也不应停止施灸，待出现有温水流向两肾的感觉时不适症状自会消失。

关元的基本常识

定位取穴

在下腹部，身体前正中线上，脐下 3 寸处。

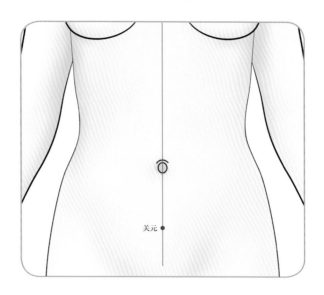

关元

功能主治

男性：阳痿早泄、梦遗滑精、遗尿癃闭、小便频数、尿浊尿血等泌尿生殖系统疾病。

女性：月经不调、闭经、痛经、崩漏带下、产后出血、阴挺等妇科常见病。

其他：疝气、水肿、中风、虚劳损伤、四肢厥冷、腹胀、腹痛、腹泻、痢疾、便秘等疾病。

操作方法

按摩：以关元穴为圆心，左或右手掌按逆时针及顺时针方向反复按摩3～5分钟。

艾灸：将艾炷点燃后置于灸盒中，放在关元穴上艾灸即可，也可采用隔姜灸，在穴位和病灶部位放0.2～0.3厘米厚的鲜姜片，姜片用牙签刺上小孔，局部灼烫感重时稍稍挪动姜片。

刮痧：用右手拿住刮痧板，拇指放在刮痧板的一侧，四指放在刮痧板的另一侧，与体表呈45度，刮痧板薄的一面1/3或1/2与皮肤接触，利用腕力下压并向同一方向在关元穴部位直线刮拭。

注意事项

对关元穴进行刺激的时候需要注意，凡有高烧、中风及肝阳头痛等症者一般不适宜用灸法。另外，对艾叶产生过敏反应的患者应采用非艾灸疗法或其他穴位刺激法。

关元为女子蓄血要穴

关元穴又名大中极，自古至今都是人体的保健大穴，与足三里齐名。中医认为，关元是男子藏精、女子蓄血之处。此穴为任脉要穴，对足三阴、小肠、任脉所属部位发生的病变都有很好的疗效，具有培补元气、暖下元的作用。本穴偏于温补肾阳，是壮阳大药，对男性和女性都有着至关重要的作用，尤其对女性白带病、痛经以及各种妇科炎症效果显著。

一般来说，人到了三十岁以后阳气会逐渐衰退，因此常灸关元穴可以增强小肠的消化吸收功能，不但能治诸虚百损、真阳欲脱等症，而且还可以延年益寿，常葆健康。

平日里，若以调养身体为出发点，则可以每天抽出至少半小时时间，在平静的状态下意守关元穴，想象着自己将全身的气都灌注到关元穴之中。一段时间后定会精神焕发、心境平和。若身体出现阳虚症状，则可以艾灸关元，如遗尿患者，可以隔附子饼灸关元穴；月经不调患者，则可以隔姜灸关元穴。

中医认为，刺激关元穴最好的方法就是艾灸，临床上有"针必三里、灸必关元"之说。如果每天坚持灸关元穴，对腰部发凉、阳痿、早泄及体质虚弱导致的眩晕、无力、怕冷等症都十分有效。

灸关元时以温和灸法最佳。将艾条的一端点燃后，对准关元穴进行隔姜灸。艾条距离皮肤2~3厘米，使局部有温热感不灼痛为宜，每次灸15~60分钟，以局部皮肤产生红晕为度。

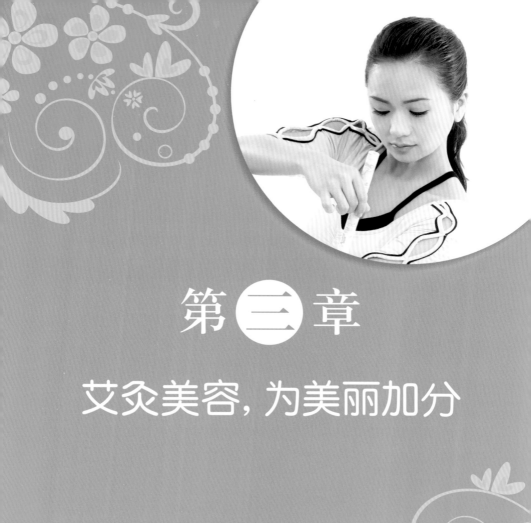

第三章

艾灸美容，为美丽加分

01 去黄美白

　　白一点，再白一点的通透肌肤是漂亮女人光彩照人的首要因素，皮肤美白是众多女性一致的追求。现在就来教教大家，怎样用艾灸让你的美白效果超乎想象。

导致肌肤变黑的三大元凶

紫外线照射

　　紫外线照射到肌肤时，基底层里的黑色素细胞接收到信号，分泌黑色素以达到防晒的目的。因此，当紫外线持续照射肌肤时，皮肤就会生成很多的黑色素，这就是经常日晒会使皮肤变黑的原因。

过大的压力

　　精神因素也会导致皮肤变黑。如果一直处于压力过大的状态，皮肤很容易出现一系列问题，妨碍养分的吸收，皮肤自然不会白嫩。

作息不规律

　　生活作息不规律，比如经常熬夜也会导致皮肤变黑。这是因为，经常熬夜会影响人体的正常新陈代谢，而黑色素是靠皮肤表皮细胞的新陈代谢作用排出体外的，如果机体代谢不正常，自然会影响细胞排出黑色素的功效，导致黑色素沉积在体表，从而使皮肤变黑、生斑。

特效穴位

攒竹、神庭、印堂、迎香、内关、阴陵泉。

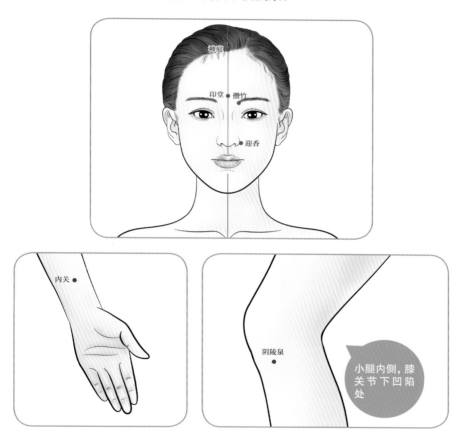

操作方法

1.取一根艾条，将艾条的一端点燃，对准攒竹、神庭、印堂、迎香穴，距离皮肤2～3厘米处进行熏烤，以皮肤出现红晕为度。

2.将新鲜生姜切成约 0.3 厘米厚的薄片，在薄片上用针穿刺数孔后放在内关穴处，点燃艾条在内关穴上施灸，直到皮肤出现潮红为止。

3.点燃艾条，对准阴陵泉施灸，灸 10 分钟左右即可。

灸法小秘技

艾灸时，受术者一定要放松，施术者要随时观察艾条的燃烧情况和受术者的表情，以免烫伤皮肤。

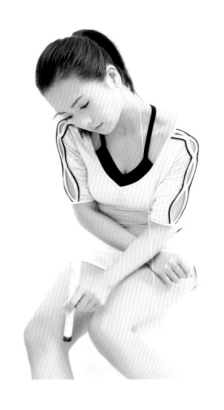

塑造美白肌肤的三个重点

重点一：做好防护再出门

爱美的你，外出时怎能少了遮阳帽、遮阳伞、太阳镜、手套等防晒武器呢？另外要提醒大家的是，防晒可不是只有夏天才要做的功课，因为紫外线是四季都存在的，所以你的防晒功课也是要不分四季天天进行才有效哦。

重点二：美白保养很关键

若想肌肤呈现最佳状态，就必须做好清洁、保湿、防晒的基本护肤功课，而且最重要的是，清洁卸妆后，使用化妆水、美白精华液、美白面膜都是不能缺少的美白步骤。另外，购买美白产品时注意一下，曲酸、果酸、左旋维生素C都是美白产品中的热门成分哦。

重点三：美白食物帮助你

在美白食品中，珍珠粉、燕窝、薏苡仁粉无疑是目前最受美白界关注的。现今流行的美白食品还包括维生素补充剂、民间流行的美白锭等。不过还是建议适量摄取，不要过量。更别忘了，美白最重要的就是给肌肤补充足水分。

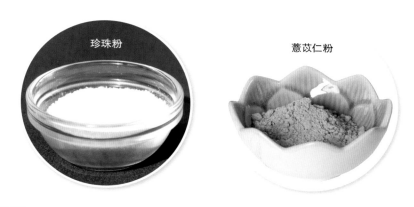

珍珠粉　　　　　　　薏苡仁粉

啤酒洗脸美容法

用啤酒洗脸能使粗糙的皮肤变得滑嫩、透白，经常用啤酒洗脸，不但能起到美白功效，同时对改善面部其他问题都很有好处。

经研究发现，啤酒中含有多种维生素和矿物质，对改善肌肉功能、健全神经系统、增强身体免疫力等均大有好处，可帮助去除多余的水分和脂肪，改善皮肤状况及防止衰老。

晚上临睡前，将80毫升左右的啤酒倒入温水中，然后将干毛巾放入温水中浸湿，拧干毛巾后用毛巾在面部做顺时针揉搓，最后用毛巾敷脸5～10分钟，再用清水将脸洗净即可。

02 去黑眼圈

黑眼圈无疑是困扰很多女性朋友的美容问题。一般来说，睡眠不足、精神疲惫、运动不够、贪食冷饮等都会导致黑眼圈的形成。当心情不好，感到沮丧或者患贫血时，也会形成黑眼圈。中医认为，肾水不足、房事过度、产后失调等会导致黑眼圈，应以滋阴补肾、清降虚火的方法来调节身体，以消除可恶的黑眼圈，恢复光亮的眼周皮肤。

黑眼圈与女性健康的关系

黑眼圈与月经

对于女性来说，如果长期受黑眼圈的困扰，那很可能是痛经或月经不调引起的。中医认为，气滞血瘀、寒凝血瘀会导致气血运行失常，从而引发月经不调、痛经，而黑眼圈正是气血运行失常在面部的表现。此外，经血量过多或患有功能性子宫出血的女性也容易出现黑眼圈。

如果是月经不调导致的黑眼圈，那么调理气血是关键。最好在医生的指导下进行调理和治疗痛经、月经不调等症状，以使气血调和，有效去除黑眼圈。

黑眼圈与胃

如果你患有慢性胃炎，消化、吸收功能减退等疾病，黑眼圈也会加重。通常这种情况下黑眼圈颜色较深，呈浅蓝色，范围也较大。

对于慢性胃肠疾病除了进行合理的治疗之外，更重要的是日常生活中的调养。合理饮食非常重要。另外也要注意饮食卫生，不给脆弱的胃肠造成刺激。调理好了肠胃，黑眼圈的状况自然也会随之减轻。

黑眼圈与肝脏

黑眼圈是一些慢性疾病在面部的外在表现，如慢性肝病，尤其是肝功能失常、肝肿大等，大约有20％的肝病患者都会有较明显的黑眼圈存在。

慢性肝病应以静养和食疗为主，要为肝脏减负，同时补充足够的营养，以便修复被损害的肝细胞，使肝功能恢复正常。尤其要注意补充丰富的蛋白质，以促进肝细胞修复和再生。另外，为了满足肝细胞内糖原含量及其代谢的需要，碳水化合物和维生素的补充也很关键。同时应坚持低脂饮食，不但可以减轻肝脏负担，而且有利于健康的恢复。

黑眼圈与肾

传统医学认为黑眼圈是肾亏所致。肾精亏少则两眼缺少精气的滋润，肾主黑色，肾虚则其色浮越于上，导致双目无神、眼圈发黑。如果生活方式不健康、性生活过度的话，就更容易导致黑眼圈。

为了防止此种情况导致的黑眼圈，应避免过度劳累，不要熬夜，规律生活，同时要注意保持心情愉快，防止情绪激烈变化。平时可适量多食高钙食物，如骨头汤等。也可以多食山药、金银花、绿豆、决明子等清凉食品，对改善肾精不足导致的黑眼圈十分有效。

黑眼圈与鼻子

如果女性朋友患有鼻炎，每天早上起床就打喷嚏、流鼻涕，这会使眼睛下方静脉窦附近的血流增加，造成黑眼圈。

为了避免这种黑眼圈的形成，除了积极治疗鼻炎外，还要注意不要在烟雾弥漫的环境里待太久，避免给鼻子额外的刺激。另外，早晚要注意避免让冷空气刺激到气管。还有，打喷嚏时千万别太用力，因为那样会压迫到皮肤的微血管，使黑眼圈更加严重。

特效穴位

攒竹、四白、水分、脾俞、肾俞、三阴交。

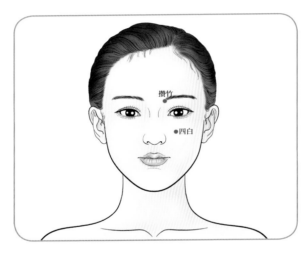

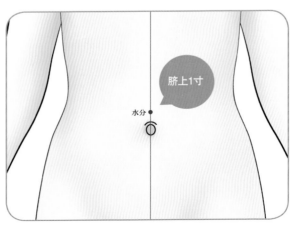

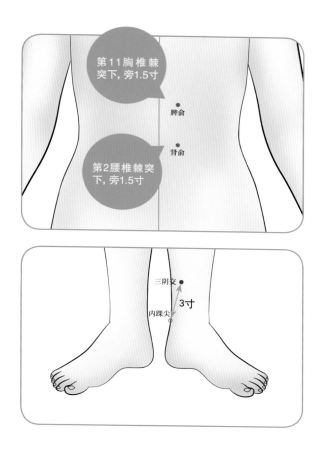

操作方法

1.取一根艾条，将艾条的一端点燃并对准攒竹、四白、三阴交距离2~3厘米，局部有温热而无灼痛感为宜，每天治疗1次，至皮肤出现红晕为宜。

2.将鲜大蒜（最好是独头蒜）切成0.2~0.3厘米厚的薄片，中间用针穿刺数孔，置于脾俞、肾俞穴，腹部水分穴处，然后将艾炷放在蒜片上，点燃施灸。待艾炷燃尽，更换艾炷再灸，每灸4~5壮，换去蒜片，每穴一次可灸5~7壮。

灸法小秘技

艾灸选穴每次不宜过多，应根据具体病情选择穴位，以2~3个为宜。施灸时，随时观察艾炷燃烧情况，调节施灸距离，掌握施灸时间，避免烫伤皮肤。

效果加倍另有招

黑眼圈是白领女性的一大克星，工作压力大、生活不规律导致眼部问题很难根治，如何对付黑眼圈也成了每位女性都会面对的难题。不要着急，赶紧来体验以下几种妙法，轻轻松松就能消灭黑眼圈！

去黑眼圈之食物篇

酸奶：纱布蘸上酸奶，敷在眼睛周围，每次10分钟，眼周的皮肤就能充分吸收，这样有利于抑制黑眼圈。

茶水：把一小杯茶水放入冰箱中冷冻15分钟，然后用一小块化妆棉浸在茶中，再把它敷在眼皮上，能减轻黑眼圈。用浸泡过的茶叶袋挤去茶汁敷眼，也可以收到同样的效果。

苹果：苹果洗净切片，敷眼15分钟后用水洗净。

土豆：刮土豆皮，然后清洗，切约2厘米的厚片。躺好后将土豆片敷在眼上，约5分钟后用清水洗净。

蜂粉、蜂王浆：蜂粉、蜂王浆各1茶匙，混合后在黑眼圈位置薄薄地敷上一层。1小时后用清水洗去，每天敷1次。

去黑眼圈之按摩篇

鸡蛋按摩：鸡蛋煮熟后去壳，用毛巾包裹住，合上双眼用鸡蛋按摩眼部四周，可加快血液循环。

冰勺按摩：可以在冰箱的冷藏柜中常备两个不锈钢勺子，每天早晨用完眼霜后，用冰镇过的勺轻轻拍打眼睛周围，能起到醒目和消肿的作用。长期坚持，对去除黑眼圈有很好的效果。

眼周按摩：每天在使用眼霜的时候要对眼周进行细致的按摩，按照顺时针方向拍打，让眼霜慢慢吸收，就会使眼部肌肤变得紧致起来，对于改善黑眼圈、眼袋等问题有很好的作用。

03 去眼袋

　　眼袋是时尚女性最讨厌的东西，它会阻碍眼部的血液循环，造成皮肤松弛起皱，加剧鱼尾纹的形成。眼袋主要是指下眼睑水肿，男女均可出现，也是人体开始衰老的表现之一。眼袋凸出，给人的感觉是无精打采、缺乏活力。中医认为，脾失健运、水湿潴留就会导致湿滞胞睑、肌肤水肿，形成眼袋。恼人的眼袋出现也不要懊恼，只要找对方法，就能让你轻松消除眼袋。

预防＋保养，跟眼袋说再见

预防眼袋的方法

　　适当休息：用电脑超过 1 个小时一定要休息10分钟以上，可以向远处眺望，看 5 米以外的静物就能使眼睛得到休息。或者把双手搓热放在眼睛上敷一敷，这样做能促进眼周的血液循环，有效改善眼疲劳，对预防眼袋十分有效。

　　眼部保健：通过多眨眼来保持眼部湿润，防止眼球干燥。还可以在电脑旁放一杯开水，经常熏熏眼睛。

　　睡眠充足：充足的睡眠是防止眼袋出现的最好方法。另外，在临睡前一定要少喝水，并将枕头适当垫高，让容易堆积在眼睑部的水分通过血液循环分散出去。

　　按摩眼睑：用无名指在眼肚中央位置轻压，持之以恒，以舒缓眼部水肿的问题。

饮食调理：适当多吃些富含维生素A和维生素B_2的食物，如胡萝卜、西红柿、土豆、动物肝脏、豆类等，均衡体内的营养结构，是改善眼袋的有效方法。

特效穴位

丝竹空、承泣、脾俞、足三里、三阴交、阴陵泉。

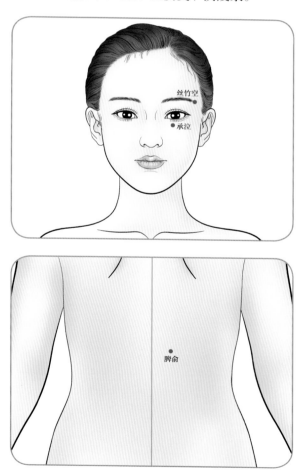

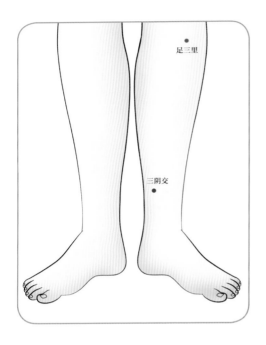
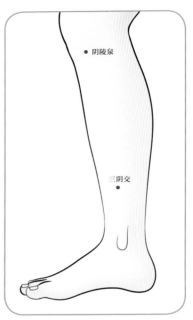

操作方法

1. 将艾条外面的包装纸去掉，露出艾绒，用手将艾绒搓成直径为2～3厘米的圆锥体，将新鲜生姜切成约0.3厘米厚的薄片，中心处用针穿刺数孔，上置艾炷，放在脾俞处施灸，当受术者感到灼热时可取下艾炷再更换另一壮，直到局部皮肤出现潮红为止。

2. 点燃艾条的一端，对准承泣、丝竹空施灸，以感到灼热而无痛感为宜，直到皮肤出现潮红为止。

3. 取三阴交穴，点燃艾条的一段，在距离皮肤2～3厘米的上方但位置不固定，以三阴交穴为中心，均匀地向左右方向移动或反复地旋转着施灸，至皮肤出现潮红即可。

其他穴位选灸。

效果加倍另有招

按摩去眼袋

1. 拍打按摩。涂抹上眼霜以后，眼睛往上看，用无名指指腹快速拍打眼睛下部，拍打次数在20次左右。拍打能加快眼周血液循环，可有效除眼袋。

2. 提拉按摩。用中指和无名指指腹，以轻拍的方式由内眼睑向外眼睑移动至太阳穴，并向上提拉，重复3遍。

3. 按摩眉骨。将中指和无名指分开，分别按住眉角与眉尾两侧，顺着眉骨将无名指从内向外移向眉尾，再将无名指与中指并拢向太阳穴方向提拉，重复3遍。

4. V字按摩。食指与中指分成V字形，由内眼睑向外眼睑提拉延伸到太阳穴，重复3遍。

去除眼袋的方法

使用专业护理产品

女性过了25岁一定要开始注意保养，尤其是眼部。可选用具有净白和滋润效果的眼霜、眼膜，注意在使用眼霜的时候配合轻柔的眼部按摩效果更佳。但这里要提醒你的是，要选用清爽的眼霜产品，不要使用过于油性的眼霜，否则皮肤难以全部吸收，多余的油脂粒堆积在眼部周围容易形成脂肪粒。

敷眼

消灭刚出现的眼袋，敷眼是很有效的方法，可以分为热敷和冷敷两种方法。热敷最好在睡前进行，可以加快眼周的血液循环，从源头消除眼袋的生成条件。冷敷最好在早上刚睡醒时进行，可以快速地消除眼袋。

热敷：把橄榄油加温，用棉棒蘸取，在下眼睑处轻轻擦拭并轻按一会儿，然后用指腹轻轻拍打使之充分吸收。

冷敷：用保鲜袋装几块冰块，把毛巾对折盖在眼皮上，然后把冰块放在上面，或用冰垫或冰冻过的毛巾敷在眼睛上，可让眼睛周围的血管收缩，有效改善眼袋。

自制天然保养品

把切成片的黄瓜敷在眼袋上，坚持下来可收到减轻眼袋的好效果。也可利用木瓜加薄荷浸在热水中制成茶，晾凉后经常涂敷眼部，对改善眼袋、减缓视疲劳都十分有效。需要注意的是，敷完眼膜的皮肤干净细薄，容易晒伤，所以要避免阳光直射。

常饮菊花茶

菊花对缓解眼睛疲劳、视力模糊有很好的疗效。可将喝过的茶包放于冰箱里冷冻，然后用茶袋敷眼睛。平常可以经常泡一杯菊花茶来喝，能缓解眼睛疲劳，也可改善眼袋。

别把卧蚕当眼袋

有的人在下睑缘睫毛下方，从内眦至外眦有一圆形突起，这并不是眼袋，而是由于眼轮匝肌肥厚而形成的卧蚕。卧蚕是紧邻睫毛下缘一条带状隆起物，看来好像一条蚕宝宝横卧在下睫毛的边缘。

拥有晶莹剔透的陶瓷美肌是每个女人的梦想，每个女人都想拥有白皙细腻的肌肤，遗憾的是不论如何天生丽质，最后皮肤上都会出现星星点点的色斑，成为女人心中难言的痛。越是光洁诱人的脸上，一旦出现一点色斑就显得尤其刺眼，使人丧失自信。不要怕，只要找对方法，去斑并不难。

了解色斑形成的原因

脸上出现黄褐斑、雀斑等问题除了天生遗传的因素以外，通常由以下几种因素导致：

◎外界污浊的空气、电脑辐射、强烈紫外线等恶劣环境会导致面部生斑。

◎当人们压力较大时自主神经会失调，血液循环也会恶化，肌肤的新陈代谢亦受到阻碍。中医理论认为，人体气血运行不畅、经脉不通就会导致瘀血内停，心血不能到达皮肤颜面起到营养肌肤的作用，而皮肤中的黑色素也就不能随着人体的正常新陈代谢排出去，长期如此就形成了色斑。

◎睡眠不好、皮肤不注意保养、不恰当使用化妆品都会使得皮肤受到刺激，自由基的活性增强。在攻击和破坏细胞过程中，细胞大量死亡和代谢紊乱，细胞内杂质无法代谢，造成色素沉积。

◎女性自身的身体因素也是成因之一。女性在排卵之后及月经来潮之前的大约两周，身体会分泌大量黄体酮。黄体酮分泌量旺盛，引起体内分泌失调，使脑垂体分泌的黑色素增加，女性更容易长斑。

特效穴位

脾俞、肾俞、血海、曲泉、三阴交、神阙。

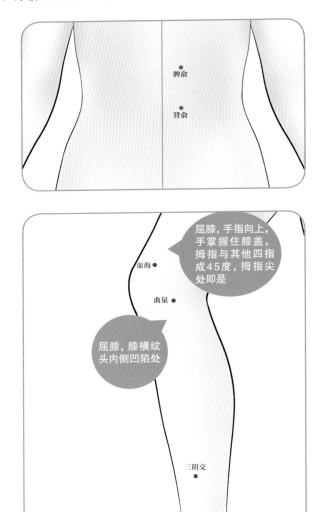

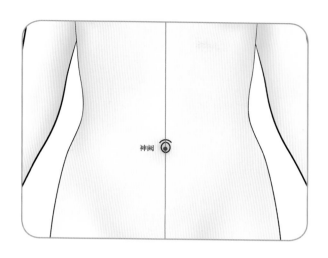

神阙

操作方法

1.将大蒜切成约0.3厘米厚的薄片，在蒜片上用针穿刺数孔，放上艾炷，点燃艾炷，在脾俞、肾俞处施灸。当受术者感到灼热时，可再换另一壮艾炷灸至局部皮肤出现潮红为止。

2.选取血海、曲泉两穴，将艾条的一端点燃，距离所选穴位2～3厘米，进行熏烤，使受术者局部有温热感而无灼痛为宜，每穴每次灸5分钟，至皮肤出现红晕为度。

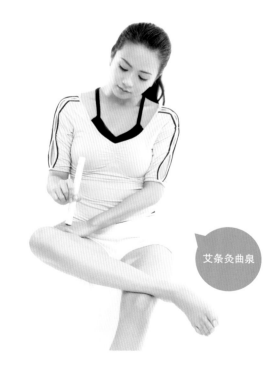

艾条灸曲泉

三阴交、神阙选灸。

灸法小秘技

操作时，根据具体穴位的位置选择合适体位，同时要经常询问受术者局部热度情况，以免损伤皮肤。

去斑食疗方

西红柿汁：西红柿富含维生素C，被誉为维生素C的仓库。维生素C可抑制皮肤内酪氨酸酶的活性，有效减少黑色素的形成，从而具有去斑美白的功效。所以可以经常吃西红柿，或者将西红柿榨汁饮用，对防治雀斑有较好的作用。

柠檬冰糖汁：柠檬中含有丰富的维生素C，100克柠檬汁中含维生素C可高达50毫克。将柠檬与冰糖一起搅拌打成柠檬汁，经常饮用不仅可以白嫩皮肤、防止皮肤血管老化、消除面部色斑，而且还具有防治动脉硬化的保健功效。

木耳大枣汤：《本草纲目》中记载，黑木耳可去面上黑斑、润肤、防止皮肤老化；大枣和中益气，健脾润肤，有助黑木耳去除黑斑。将黑木耳和大枣共同煮汤，每日早晚餐各饮一次，经常饮用可以驻颜去斑、健美丰肌。

胡萝卜汁：胡萝卜含有丰富的胡萝卜素原，胡萝卜素原在体内可转化为维生素A。维生素A具有滑润皮肤的作用，对改善皮肤粗糙及雀斑很有好处。可将新鲜的胡萝卜榨汁饮用，或者在洗完脸之后用胡萝卜汁拍脸，去斑效果很好。

抗斑秘籍——少吃盐

　　吃盐多不仅会造成高血压，还会直接影响人的容貌。食盐是以钠离子和氯离子的形式存在于人体血液和体液中的，它们在保持人体渗透压、酸碱平衡和水分平衡方面起着非常重要的作用。如果吃盐过多就会导致体内钠离子增加，使面部细胞失水，从而造成皮肤老化，出现皱纹、斑点等一系列皮肤问题。要想皮肤好，一定要多喝水、少吃盐。只要在日常的生活中养成良好的习惯，再加上有效的护理，你就会拥有白净滑嫩的肌肤。

效果加倍另有招

去斑三大法宝，给你无斑美肌

红糖

　　红糖中含有多种人体必需的氨基酸，还含有苹果酸、柠檬酸等合成人体蛋白质、支持新陈代谢必不可少的基础物质，对肌肤的滋养有着独到的功效。把红糖做成面膜用来敷脸和按摩肌肤，去斑效果也非常不错。

　　将大约 1 小勺的红糖倒入面膜碗里，倒入至少 3 倍于红糖的蜂蜜搅拌均匀即可，放置沉淀一下，具有排毒活颜功效的去斑磨砂膏就做好了。敷在脸上并配合轻柔按摩后用水冲洗干净即可。

茶叶

　　茶水洗脸：晚上洗脸后，泡一杯茶，把茶汤涂到脸上，轻轻拍脸，或者将蘸了茶汤的棉布敷在脸上，再用清水洗。脸上的茶色经过一夜能够自然消除，能够去除色斑、美白皮肤。

自制面膜：1匙面粉、1个蛋黄、1匙绿茶粉放在一起调匀即成面膜。把调好的面膜均匀地抹在脸上，20分钟后用清水洗脸。

柠檬

柠檬富含维生素C，是众所周知的美容食品，能有效减少黑斑、雀斑的发生率，并有部分美白的效果。

将柠檬切片放入密闭的容器中，放入蜂蜜，加入凉水使之淹没柠檬片，盖好容器放入冰箱。第二天即可用来泡水喝。一个柠檬切片泡水，可以喝一个星期左右，经常饮用去斑美白的效果非常好。

05

去痘

夏天天气热，失水多，皮肤会产生更多的皮脂进行自我保护，再加上日晒等问题，让脸上的痘痘接踵而至，令爱美的你非常恼火。痘痘的主要诱因是面部油脂分泌过多导致毛孔被堵塞，脏东西在毛孔处堆积。所以，要想去除痘痘，就要做好基础的控油和少吃容易上火的食物。为了美貌，一定要挡住食物的诱惑哦。

有的放矢的"战痘"计划

痘痘与身体的健康密切相关，想知道为何总在一个区域频发痘痘吗？其实，"战痘"计划要想有的放矢，必须了解痘痘的分布。

额头起痘

痘情分析

如果额头总起痘，说明心脏有问题，情绪不稳定，遇到一点小事就上火，导致心火旺盛，思虑过度。在人体的五脏之中，心为君主之官，主理人体的神志和血脉功能，如果思虑过度必然耗伤心气，会导致面部生痘。

"战痘"计划

规律生活：生活作息要规律，尽量早睡早起，晚10点后就要睡觉，让身体进入休眠状态，哪怕暂时睡不着也要放松地躺在床上，这有利于肝胆的排毒工作，让身心得到修养。

多喝开水：在心烦的时候多喝白开水，能有效消除负面情绪。人的状态和激素相关，简单讲激素分两种：一种产生快感；另一种产生痛苦。

大脑制造出来的内啡肽被称为"快活激素"，而肾上腺素被称为"痛苦激素"。当一个人痛苦烦躁时肾上腺素就会飙升，所以要注意多喝白开水，让体内水分循环更快，将肾上腺素尽快代谢掉。

适量运动：清晨或傍晚，常在户外做一些舒缓的运动，既能健身又能养心，可以打球、慢跑或散步，只要感觉舒服就好。

减少刺激：双眉生痘说明心火过旺，如果伴有胸闷、心跳过快等症状就要格外小心了，这说明心脏出了问题。生活中应远离烟、酒、浓茶、辛辣等刺激性食物，也不能做太剧烈的运动。

三角区起痘

痘情分析

如果鼻子、口周的三角区起痘，说明脾虚、胃肠功能不太好。如果平时还偏食热性食物，就会导致热邪在胃肠道中积聚，热邪循经上炎就会导致口周生痘。还会导致胃肠不适，引发消化不良、口臭、便秘等问题。

战痘计划

晨起排便：早上 5：00 ~ 7：00 是大肠排毒的时间，此时排便正好顺应身体的节奏，排毒效果最好。

清肠早餐：起床后先喝一杯淡盐水清理肠胃，早餐喝牛奶（如牛奶消化不好就喝酸奶），促使大肠菌产生乳酸，促进肠蠕动。

饮食调节：尽量不吃辛辣、油炸、过甜和生冷的食物，只有管住嘴巴才能让胃肠好起来。另外，无论食物还是水，都要以温热为主。午餐不要过饱，晚餐宜清淡。适量增加高纤维食物的摄入量，如西葫芦、糙米、菠菜、胡萝卜、西红柿、红薯等。

脸颊起痘

痘情分析

左脸颊长痘一般是肝气郁滞、压力大的表现。肝不仅管理着情志，更有藏血的功能，如果长期情志不畅，造成气机郁滞，不仅会导致面部起痘，严重的还会影响到月经甚至生育。右脸颊长痘一般是肺有了问题，肺火蕴热导致肺气不宣而引发面部生痘，同时还伴有咳嗽、咽痒、咽痛、痰多等症状。

"战痘"计划

调性养肝：肝藏血，只有肝功能正常脾胃功能才能舒畅，气、血、水的运行才会正常。而脾气急躁的人往往肝都不好，所以要想养肝，首先要调情养性。平时注意保持快乐的心情，避免肝气过旺，维持肝脏健康。

清凉一下：不要让身体处在闷热的环境中，可用温度略低于体温的水洗澡，多进行户外活动，多吃丝瓜、冬瓜、西瓜、绿豆等具有凉血功效的食物。

掌握时间：凌晨1～3点是肝功能最强的时间，所以这时一个好睡眠能为肝创造最佳的工作环境。肝在体表开窍于目，所以每隔1小时应注意休息一会儿，养肝更需养目；上午7～9点是肺功能最强的时间，这时做些有氧运动能强健肺部。

下巴起痘

痘情分析

如果你是脑力负荷过重而体力工作不足的都市白领，还超爱吃油炸、生冷食物，那么你的胃肠功能一定很弱，所以有着气死人不偿命的怎么吃都不胖的特征，但这并非好事。这样的情况容易在体内积聚过高的胆固醇，从而导致腮边和下巴的淋巴区域排毒不畅，容易生痘。

　　"战痘"计划

　　加速排毒：不要暴饮暴食，也不能太过疲劳，适度增加睡眠时间，让供应到大脑、肠胃的血液有充分时间供应肝胆排毒。要改掉睡前吃东西的习惯，不要给肠胃增加负担。

　　多喝温水：少吃冰冷的东西，多喝温水。对于胃肠弱的人来说，冰水会让胃肠产生痉挛，从而影响消化。而温白水不但能及时补充体液，还能养胃，促进肠排毒。

　　经络保养：在月经来潮前后下巴长出的痘痘与卵巢有直接关系，可以进行身体经络按摩或是淋巴引流来缓解症状。

特效穴位

　　合谷、曲池、大椎、肾俞、涌泉。

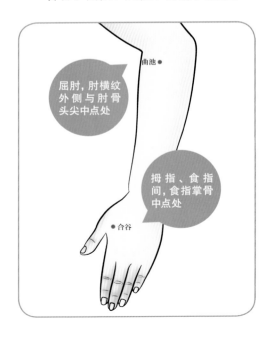

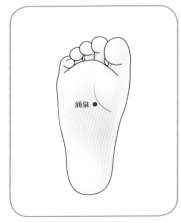

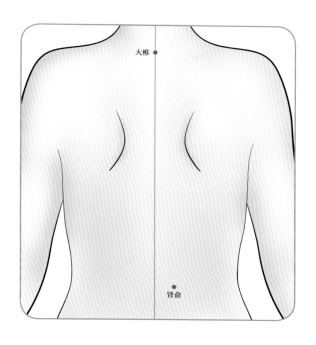

操作方法

1.用手将艾绒做成直径为2～3厘米的艾炷，将新鲜生姜切成约0.3厘米厚的薄片，用针穿刺数孔，然后在肾俞穴处放上姜片，放上艾炷并点燃，当受术者感到灼热不能忍耐时，可取下艾炷再更换另一壮，直到局部皮肤潮红为止。

2.取一根艾条，将艾条的一端点燃，对准合谷、曲池、

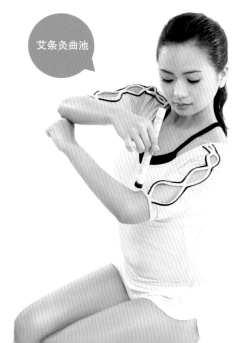

艾条灸曲池

大椎，距离皮肤2~3厘米处进行熏烤，使受术者局部有温热感而无灼痛为宜，至皮肤出现红润为度。

涌泉选灸。

灸法小秘技

头部和四肢部的穴位多数都用艾条灸，躯干部穴位可用艾条灸，也可用艾炷灸。操作时，根据选穴位置确定受术者体位，避免烫伤皮肤，并随时调节施灸距离，掌握施灸时间，防止烫伤。

06

消除鱼尾纹

面部表情会引起皱纹，称之为表情纹，鱼尾纹就是其中的一种。如果你是一个非常爱笑的人，那么就要开始注意防止鱼尾纹了。每天看着镜子里纹路越来越深的眼角，是不是让你恨之入骨？不要怕，面对鱼尾纹不用缴械投降，快来学习一下对抗鱼尾纹的方法吧。

鱼尾纹形成的原因

◎随着机体的老化，内分泌功能日渐减退，机体对肌群小纤维及相关细胞的营养作用开始衰弱，蛋白质合成率下降，肌群小纤维数量减少，导致神经系统对肌肤不能完成精细的表情支配，从而形成鱼尾纹。

◎受到肌肤自然衰老和光老化作用的影响，真皮层内的细胞活性减退或丧失，使得真皮层胶原纤维和弹力纤维减少、断裂，从而导致皮肤弹性降低，出现鱼尾纹。

◎干燥、寒冷、洗脸水温过高、表情丰富、生活不规律、吸烟等均可导致纤维组织弹性减退，从而导致鱼尾纹的形成。

特效穴位

鱼腰、太阳、瞳子髎、肺俞、脾俞、外关。

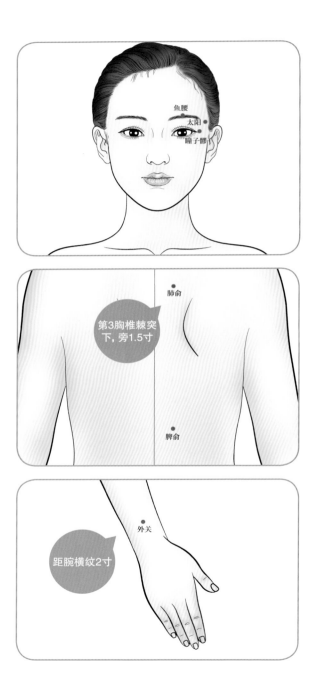

操作方法

1.将新鲜生姜切成约0.3厘米厚的薄片，中心处用针穿刺数孔，上置艾炷，放在肺俞穴处施灸，当受术者感到灼热时取下艾炷再更换一壮，直到局部皮肤出现潮红为止。

2.将艾条的一端点燃，对准太阳、瞳子髎，距离皮肤2～3厘米进行熏烤，使受术者局部有温热感而无灼痛为宜。一般每穴灸10～15分钟，至皮肤出现红晕为度。

3.用纯净的食盐填敷于脾俞，再取0.3厘米厚、用针穿刺数孔的薄姜片，上置艾炷施灸。

其他穴位选灸。

灸法小秘技

艾灸时，嘱受术者放松，尤其在艾炷灸时，要随时观察艾炷的燃烧情况和受术者的表情，以免烫伤皮肤。

对抗鱼尾纹的方法

改掉不良生活习惯

戒除烟酒：酒精能促进血液循环，会使眼睛周围细小的毛细血管膨胀，如果饮酒过度，毛细血管破裂就会形成难看的斑点。长期抽烟会使眼周的皮肤受伤，从而产生皱纹。

节食要量力而行：体重骤然下降会导致皮肤失去弹性，也会催生鱼尾纹。

卸妆要彻底：化妆的女性要注意，晚上睡前一定要把妆卸干净，另外也要注意卸妆的手法，不要用力拉扯皮肤。

趁早使用眼部保养品

年轻女孩虽然眼部皮肤的问题不多，但是，用眼过度、季节变化、环境等因素也同样对眼部肌肤造成不同程度的伤害，所以女性在20岁以后就要注意眼部保养。对眼部皮肤最有帮助的保养品莫过于眼霜。眼霜的正确使用方法：用无名指顺着内眼角、上眼皮、眼尾、下眼皮做环形按摩，让肌肤完全吸收。同时，充足的睡眠也是对抗鱼尾纹的法宝。如果再配合食用大量蔬果效果更佳。

07 滋润全身皮肤

一到夏秋交替的时节或者寒冷干燥的冬季，肌肤就变得格外脆弱，不但容易干燥泛红，甚至还会出现红疹、刺痛脱皮等现象。除了要重视对身体进行各种保养外，通过艾灸、按摩、沐浴等方法，也能唤醒你的肌肤，让你的肌肤清新动人。

效果加倍的中医保养法

肌肤润泽先健脾

传统医学认为，脾为后天之本，气血生化之源。脾胃功能正常，气血旺盛，人体才能有充足的水分，皮肤才能得到濡润。脾胃功能失常，津液生化不足，皮肤就得不到滋养，自然会变得干枯萎黄。所以，要想肌肤润泽要先健脾，只有健脾益气，才能化生津液，通达阳气，才能保证充足的津液随阳气散布，为滋润皮肤打下良好的基础。

特效药材

当归：当归具有补血活血、祛瘀生新之功效，自古以来即为妇科要药。研究表明，长期服用当归能营养皮肤，防止皮肤粗糙，使面部皮肤重现红润色泽。

茯苓：茯苓具有宁心安神、益脾补肾、渗湿利水之功效，不仅具有提高机体免疫能力的功效，而且可使血液中氧合血红蛋白释放更多的氧，使细胞组织活性增强，从而使我们的皮肤显得更加滋润。

推荐食疗

当归炖鸡：当归 50 克，乌鸡 1 只，生姜 1 块，水适量，文火煎煮，肉烂汤浓时调味即可食用。

龟苓膏：龟苓膏是历史悠久的传统药膳、具有止痒、去暗疮、养颜提神的功效。

滋养肌肤要润肺

通过健脾能向身体输送大量水液，及时补充了身体的水分，这些水要经肺的宣发作用才能濡养五脏六腑、润泽全身皮肤。若肺的功能失常，失去了输水的能力，身体就不能得到正常的濡养滋润。

特效药材

罗汉果：罗汉果具有清肺润肠、净化血液中过氧化脂质的作用，可以改善全身皮肤的新陈代谢，以达到补水、滋养的效果。

杏仁：杏仁富含单不饱和脂肪酸和维生素E，这两种物质都非常有助于控制甚至降低血液中的胆固醇含量，并具有抗氧化功能，能滋养肌肤。

推荐食疗

百合罗汉果煲汤：百合 30 克、罗汉果半个、鸡 500 克、猪瘦肉 100 克、生姜 3 片。药材洗净浸泡一会儿，鸡切块，猪瘦肉洗净，与生姜放进煲内，加清水，武火煮沸后，改文火再煲 2 小时，调味即可。

肌肤锁水要固肾

肾主水，水液由肺输布全身并滋养人体后，又集聚于肾，在肾的作用之下分成清浊两部分。清者，通过肾中阳气的蒸腾汽化作用回到肺，由肺再布散周身，以维持体内的正常水液量。而浊者则被化生成尿液排出。因此，补水除了补充水分，更为重要的是强化肾阳的汽化作用，才能达到锁水目的。

特效药材

山药：山药具有补肺脾之气、益肺肾之阴、固涩肾精之功效，所以不论脾阳亏或肺肾阴虚，皆可食用。

何首乌：何首乌具有补益精血、强筋健骨之功效。现代研究表明，何首乌能促进超氧化物歧化酶（SOD）的活性，可明显扩张血管，加速血液循环，延缓细胞的衰老过程，对延缓衰老有很好的作用。

推荐食疗

山药炖牛腩：山药洗净去皮切块，牛腩切小块焯水去浮沫。油锅内放大料炸香，再煸葱姜块，加料酒、水，下牛腩，翻炒后放入高压锅中煮20分钟取出。将牛腩倒入砂锅中，加入山药、糖、盐、鸡精，一同炖至软烂入味即可。

首乌鸡汤：乌鸡1只，首乌50克，生姜1块，水适量，文火煎煮，肉烂汤浓时调味装盘即可。

特效穴位

滑肉门、合谷、内关、足三里、肾俞。

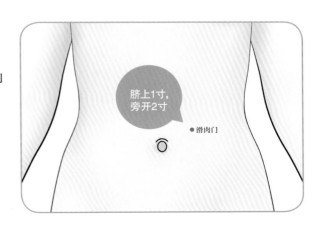

脐上1寸，旁开2寸

●滑肉门

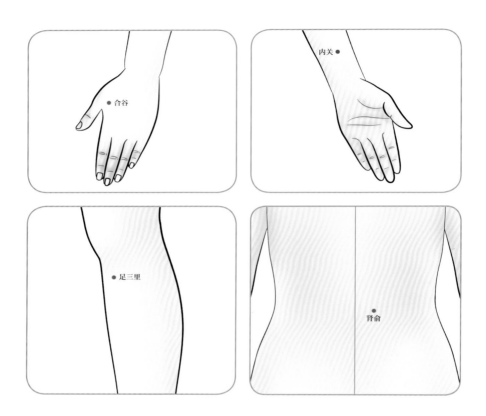

操作方法

　　1.先将艾条截成 1.5～2 厘米长的艾条段，另备鲜橘皮若干，越薄越好，将橘皮剪成约 2 厘米×2 厘米大小的方块，再从边缘至中心剪一个长约 1 厘米的切口。橘内皮朝皮肤侧，放在肾俞上。然后，将艾条放在橘皮上。一炷烧完后再换一炷，直到皮肤潮红发热为止。

　　2.将艾条的一端点燃，对准滑肉门、足三里、合谷、内关，距离皮肤2～3 厘米进行熏烤，使受术者局部有温热感而无灼痛为宜。一般每穴灸10～15 分钟，至皮肤出现红晕为度。

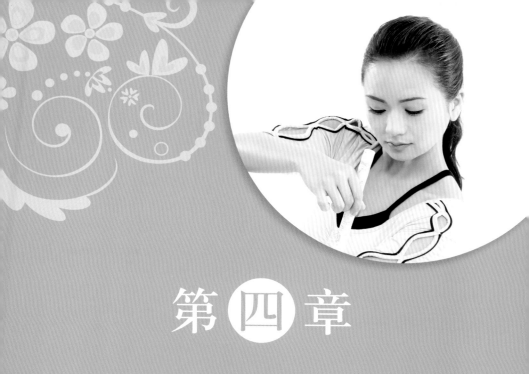

第四章

艾灸美体，从头到脚变美丽

01 纤纤玉手修炼法

俗话说，女人的手就是第二张脸，为了拥有嫩滑修长的双手，手部的护理非常重要。尤其是到了比较干燥的秋冬季节，人体的新陈代谢能力正在逐渐降低，皮脂的分泌也开始减少，所以手部皮肤表面细胞更新的时间就会延长，如果不注意精心保养，干冷的气候会使肌肤变得粗糙。而且双手在日常工作和劳作中受到的直接伤害最多，所以在这里建议大家，从现在开始，每周定期为手部做一次深层的护理吧。

特效穴位

合谷、外关、内关、涌泉、足三里、三阴交。

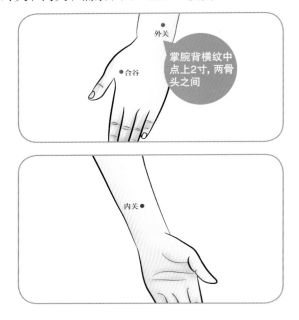

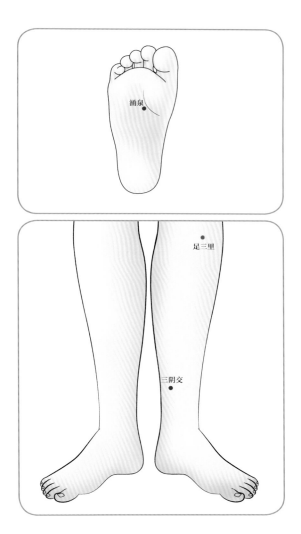

操作方法

　　艾条灸。每次选取上述穴位中的2～6个，将艾条的一端点燃，距离皮肤2～3厘米，对准所选穴位进行灸烤，以局部有温热感为宜，至皮肤出现红润为度。

灸法小秘技

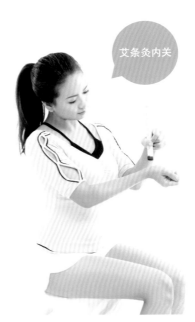

艾条灸内关

艾条灸时，受术者最好选择坐位，避免烧损衣物。骨骼附近区域不适合隔姜灸的可选用艾条灸。注意观察艾条的燃烧情况和受术者表情，从而测知受术者局部受热程度，以便随时调节施灸距离，掌握施灸时间，防止烫伤。

手部护理六原则

手部护理的要点是随时随地、每天持续不间断，只要遵循以下六条原则，就能拥有嫩滑的青葱玉手了。

注意保护你的双手

◎洗碗时戴上专用手套：洗洁精中含有大量的皂碱，很容易伤害手部皮肤，这就是为什么在洗碗之后会觉得手部皮肤干燥的原因，所以在洗碗时一定要戴上专用手套。

◎注意保护指甲：由于缺少水分指甲很容易折断，尤其是经常涂指甲油的女性朋友，去甲水中含有令指甲粗糙脆弱的化学成分，更不能掉以轻心。可用橄榄油按摩指甲，能起到防护作用。

◎手上长倒刺不要撕扯：手上长了倒刺切忌撕扯，可在温水里放点橄榄油，然后将双手放在水中浸泡，如果还不见好转，应注意补充维生素B_6或维生素C。

清洁一定要彻底

手部的清洁也很重要，宜选择含有蛋白质的磨砂膏，在搓洗的同时配合轻柔的按摩，不但能帮助漂白及深层洁净皮肤，还能起到去除死皮和促进细胞新陈代谢的作用。

注重滋养与呵护

每次洗完手都应该涂上有滋润功效的护手霜，能帮助促进细胞新陈代谢及迅速改善皮肤弹性，令皮肤柔软润泽。尤其是手指关节处更应注意保养，因为关节处很容易产生多条皱纹。白天外出时还应该涂抹一层具有防晒作用的护手霜，避免手部皮肤被晒黑或是形成斑点。为了增强效果，可在涂抹完护手霜之后在手部包上保鲜纸或者戴上橡胶手套，过半个小时再取下来，可令滋润效果加倍。

必不可少的去角质护理

每周应定期做一次手部去角质护理。把手洗净后，用约40度的热水浸泡双手5～10分钟，然后用小剪刀把手指边缘多余的死皮剪掉。再在手部涂抹专门的手部去角质产品并打圈按摩2～3分钟，最后冲洗干净后涂上护手霜就可以了。

经常按摩手指

长时间使用电脑和鼠标也会给手部皮肤和手部形状带来很大的影响，所以这里建议女性朋友在使用鼠标一段时间后，就要对手部进行轻轻的按摩，特别是手指。否则手指关节会变粗，手部皮肤也会变粗糙，时间更久的话手腕还会出现酸痛，经常按摩对手部保养很有好处。

自制天然手膜

喜欢DIY的美眉也可以花一点时间来自制手膜，是天然又有效的保养法。这里推荐几款简单的手膜的制作方法，赶紧来学习一下吧。

蜂蜜蛋黄手膜

材料：鸡蛋1个（取蛋黄），蜂蜜、燕麦粉各1小匙。

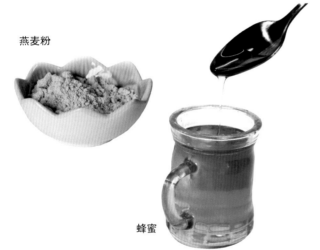

燕麦粉

蜂蜜

做法：将蛋黄与蜂蜜、燕麦粉放在一起调匀即可。

用法：将调成的手膜涂在手上，再戴上厚手套，保持10～15分钟后用温水洗净，抹上护手霜。每周1次。

鲜奶润白手膜

材料：鲜奶适量，香蕉半根，橄榄油少许。

做法：香蕉捣成糊状，加入鲜奶和橄榄油调匀即成。

用法：将做好的手膜厚厚地涂在手

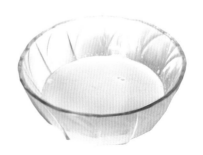

上，包上保鲜膜后保持20
分钟，最后用温水洗净即
可。每两周 1 次。

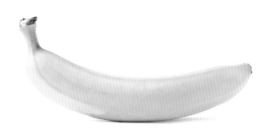

　　功效：美白、改善手
部细纹。

巧用食物护理双手

　　◎醋和淘米水。双手在接触过洗洁精、皂液等碱性物质后，
用食用醋涂抹在手部可去除残留在肌肤表面的碱性物质。另外，
经常用淘米水洗手可收到意想不到的美白肌肤的效果。

　　◎牛奶和酸奶。喝完牛奶或酸奶后，将剩存的奶抹到手上，
约15分钟后用温水洗净，能起到嫩白肌肤的作用。

效果加倍另有招

手部按摩操

　　1. 用拇指与食指拉引每根指尖，然后于指甲处按摩1～2分钟。每根手
指做5～6次，反复进行。

　　2. 用拇指与食指由指根至指尖方向拉手指，至指甲处瞬间离开。每根
手指反复5～6次。可促进血液循环，消除脂肪。

　　3. 手背均匀涂上按摩霜和护手霜后，手背对手背摩擦按摩。从手腕至
指尖，反复10～20次。

　　4. 将按摩霜或护手霜涂抹手腕至手肘处，然后握住手腕往上摩擦。外
侧反复做10～20次，内侧反复做10～20次。

胸部是女性身材中最惹眼的部位，拥有挺拔、坚实、富有弹性的双峰是所有女人的梦想。青春不仅表现在脸上，还表现在乳房上。随着年龄的增加，乳房下垂已成了女性衰老的重要标记，严重影响曲线美。美眉们想要紧急提升自己的完美度，那么塑造丰满的胸部就变得十分重要。

丰胸也要有的放矢

乳房的形态和大小主要取决于以下两个因素：一是先天遗传，二是后天的发育。先天的因素是无法改变的，但是后天发育是可以改善的，尤其是在青春期刚开始发育的时候，女孩身体里的激素决定了未来胸部的尺寸。

一般来说，体内激素分泌越多，胸部就会发育得越大。发育时期胸部过小和过大其实都可以通过饮食来进行调节。不过，对于胸部已定型的女性朋友来说，如果胸部较小也不必自怨自艾，可以从以下几个方面来塑造自己的玲珑曲线。

特效穴位

大椎、膺窗、膻中、乳中、极泉、缺盆。

大椎

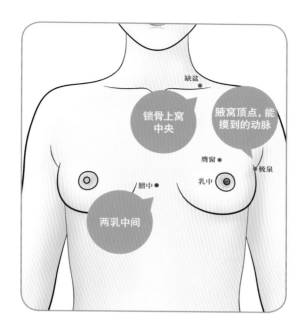

操作方法

在上述穴位中选取2~4个，用点燃的艾条在距离穴位2~3厘米处进行熏烤，每次2~3分钟，至皮肤出现红润为度。

灸法小秘技

施术者在进行操作时应密切观察艾条的燃烧情况和受术者表情，以便随时调节施灸距离，掌握施灸时间，防止受术者烫伤。

选对内衣，UP 胸部不可挡

要想胸部曲线完美，那么合适的胸罩非常重要，选择胸罩要注意以下几点：

塑形效果

胸部较平或者胸部已经开始下垂的女性常常会很懊恼，不要怕，只要选对内衣，即使胸部不大也能塑造出玲珑的曲线。所以，选内衣时除了面料要质地温和并具透气性以外，更重要的是要具有聚拢胸部周围脂肪的效果，让胸部立刻变大、变丰满。

按摩作用

选择内衣的时候，除了注意选用塑胸效果好的内衣外，还要注意选择具有按摩作用的内衣。因为内衣最贴近你的胸部，长久的支撑与按摩无疑是胸部塑形最关键的因素。

安全实用

女性生长发育的各个时期，胸部都会受到不同的威胁，所以选择一款好的内衣，不仅仅要能塑造出完美的胸形，更重要的是确保胸部的安全健康，让威胁乳房健康的疾病彻底远离你。

生活中保护胸形的要点

减肥会使胸部也成为受害者，不过，只要你注意以下几个方面，就会减重不减SIZE。

避免短时间内骤减体重

不要尝试在短时间内急剧减轻体重，因为快速减脂会使乳房也跟着缩水，并且很难恢复，得不偿失。想要保持完美胸形，就要尽量保证让体重匀速下降。最佳的减脂速度是每周1～1.5千克，如果超过这个范围，很容易导致乳房的脂肪迅速流失，也会威胁到你的身体健康。

锻炼胸肌，守护完美胸部

胸大肌位于乳房下面，与塑造乳房形状的纤维组织相连，是胸部塑形的重要肌肉。如果想让你的胸部饱满，那么努力练习胸肌是必不可少的一步。锻炼胸肌的方法有很多，比如俯卧撑，或者利用健身房里专业的推、举、扩胸等设备，都是帮助我们发达胸部肌肉的好方法。

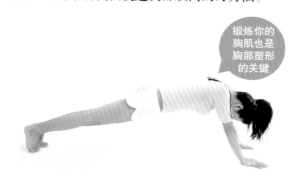

锻炼你的胸肌也是胸部塑形的关键

正确的坐姿有利于胸部塑形

正确的坐姿可以让胸部正常伸展，加速胸部的血液及淋巴循环，让胸肌更有活力。对于职业女性来说，最佳的坐姿应该是：上身自然挺直，腰部距椅背一手掌的距离。当你能保持这个坐姿时，身体脊柱会呈现最佳弧度，胸部得到很好的伸展，身体原来的支撑点也将由脊柱自然移至臀部，使坐姿更轻松舒适。

丰胸食物不可少

◎木瓜

功效分析：木瓜自古就是第一丰胸佳果，因为其中含量丰富的木瓜酵素和维生素A能刺激女性激素分泌，有助丰胸。木瓜酵素还可分解蛋白质，促进身体对蛋白质的吸收，搭配肉类食用，效果最佳。

具体方法：木瓜去皮去子后切块，排骨切块后用热水烫一下去腥。锅中水煮滚，将排骨、木瓜、葱、姜、料酒放入，用小火炖煮 3 小时，加盐调味后即可食用。

◎醪糟

功效分析：醪糟中含有能促进女性胸部丰满的天然激素，其酒精成分也有助于改善胸部血液循环。

具体方法：醪糟中加入适量清水，微波 2 分钟即可，或做酒酿汤圆食用亦可。月经来潮前早晚食用一次，效果更佳。

丰胸关键期你知道吗

月经来的第11、12、13天，或第18、19、20、21、22、23、24天，这10天是丰胸的最佳时期。因为在这10天里，影响胸部丰满度的激素24小时等量分泌，因此是激发乳房脂肪增厚的最佳丰胸时期。另外，此期间多做胸部按摩、多吃具有丰胸功效的食物，对丰胸也很重要。

效果加倍另有招

挺胸小运动，胸部大不同

跪姿挺胸：取跪姿，双手自然下垂，身体挺直并做挺胸运动，坚持10秒后放松。刚开始时不宜太剧烈，20次为一组，每天三组即可。此后可根据自身的情况逐渐增加运动量。此运动能有效锻炼胸大肌，而且强度比俯卧撑要低，特别适合女性用来健美胸部。

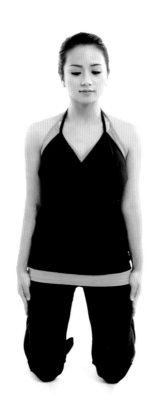
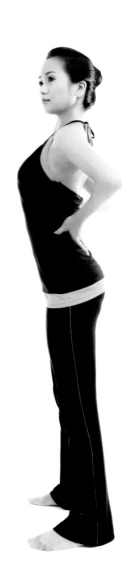

立姿挺胸：自然站立，双手下垂或叉腰，身体挺直并用力做挺胸运动，坚持10秒后放松。这种锻炼方法的强度比跪姿挺胸更低一点，但是效果也还不错哦。而且随时随地都可练习，比如等公车时、午休时等。

03　平坦小腹

　　每天工作在办公桌前一坐就是一天，加上长时间的不运动，肚子上的赘肉也一天比一天多。腹部的赘肉是困扰所有女生的一大麻烦，大腹便便是每个女人最痛恨的体形，而解决腰部赘肉是每个上班族女性最头疼的问题。想减少腰部赘肉，一定要注意调整饮食，并配合做一些小运动，相信不久你就能拥有平坦的小腹。

来给你的腹部打打分

　　在25岁之前，由于身体的新陈代谢速度较快，消耗的热量总是多过摄取的热量，所以脂肪并不容易堆积。而过了25岁之后，不良生活习惯造成的影响就凸显在你的肚子上了。想改变就要先了解自己，赶紧来给你的腹部做个测试吧。

答"YES"加1分，答"NO"不得分

　　1. 喜欢吃煎炸烤类食物超过蒸煮的食物，而且喜欢喝可乐、果汁等甜味饮料。

　　2. 有吃甜点、夜宵及喝下午茶的习惯。

　　3. 喜欢喝浓汤胜过清汤。

　　4. 饮食不规律，有时会饿肚子，有时也会大快朵颐。

　　5. 没有运动的习惯。

　　6. 从事的工作以坐着为主。

　　7. 晚饭过后习惯性地坐在沙发上看电视而不是做做家务，家里的卫生

都是保姆在做或者请钟点工来解决。

8. 只要有电梯坚决不走楼梯。

9. 闲暇时间的活动大部分都是读书、看电视、看电影、听音乐等，不参加爬山、游泳或其他动态性的活动。

10. 天气转冷之后不喜欢出去活动，而且冬天比夏天吃得多。

结果分析：测试结果少于5分者，说明你的腹部状况还算良好，一定要注意保持；测试分数达5分以上者，你长出小肚子的概率在80%以上，如果你已经得到小肚子的青睐，那么就要注意改掉你的不良习惯，它们是造成小肚子形成的罪魁祸首。

特效穴位

志室、大肠俞、中脘、关元、内关、带脉。

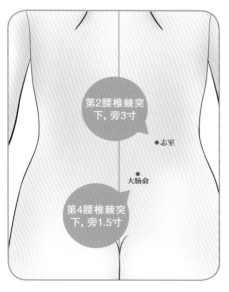

第2腰椎棘突下，旁3寸

• 志室

大肠俞

第4腰椎棘突下，旁1.5寸

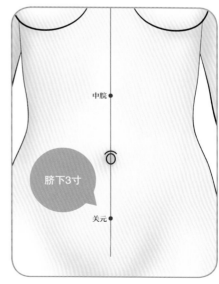

中脘

脐下3寸

关元

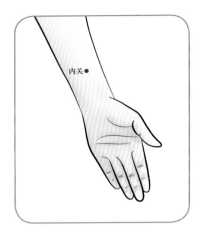
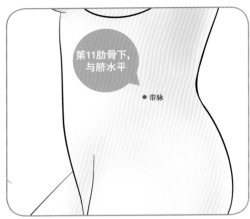

操作方法

1. 在薄姜片上用针穿刺数孔，将点燃的艾炷放在姜片上，然后放在关元、中脘穴位上施灸，当受术者感到灼热不能忍耐时可更换另一壮艾炷，至皮肤出现潮红为止。

2. 用点燃的艾条灸烤大肠俞、志室、带脉、内关，与皮肤相距2～3厘米，至皮肤产生红晕为度。

灸法小秘技

用艾条灸时，受术者最好取坐位，充分暴露皮肤，避免烧损衣物。施术者注意观察艾条的燃烧情况和受术者表情，防止烫伤。

亮氨酸是对付腹部脂肪的利器

亮氨酸是氨基酸的一种，对调控体重特别重要。当人体摄入亮氨酸时，它就能令细胞内产生深刻的生物化学变化，使热量的吸收率降低

16%。如果你能保证每日至少摄入3200毫克亮氨酸或食用100克富含亮氨酸的食品，那么你的减肥效果将提高1倍！研究表明，亮氨酸能刺激人体皮下脂肪的燃烧，用它来对付皮下脂肪丰厚的小腹是最好不过了。每天保证足够的亮氨酸摄入量，就能将顽固的皮下脂肪消除干净。

测测你是否缺乏亮氨酸

如果你总是出现疲乏、头痛、抽筋、痉挛、头昏眼花、情绪忧郁、急躁易怒、头脑混沌、伤口痊愈慢等状况（尤其是以上症状常常出现三种以上时），那么就说明你已经缺乏亮氨酸了，要注意摄取。

富含亮氨酸的食物大推荐

红肉：牛肉、羊肉、猪肉。

坚果：杏仁、核桃、腰果。

豆类：大豆、豌豆、绿豆、黑豆、红豆。

脱脂牛奶：脂肪含量低于或等于0.5%的牛奶。

糙米：只剥去粗糠而保留胚芽和内皮的浅黄米。

自制富含亮氨酸的饮品

亮氨酸含量丰富的食物大多热量很高，所以可以用蛋白粉来制作冰爽可口的饮品，既保证了亮氨酸的摄入，又不用担心热量过剩。

香蕉奶昔：200毫升豆奶、2勺香草蛋白粉、2块方冰、半根香蕉、少许核桃仁、几滴香草精和少量肉桂，放入榨汁机搅打均匀即可。

菠萝奶昔：200毫升豆奶、2勺香草蛋白粉、2块方冰、1杯冰镇菠萝块、少许椰汁和橙汁，放入榨汁机搅打均匀即可。

咖啡奶昔：200毫升豆奶、2勺巧克力蛋白粉、速溶咖啡1包、半根香蕉和少量肉桂，放入榨汁机搅打均匀即可。

提醒大家注意一下，制作这些饮品的时候把榨汁机调到低速挡，将所有材料搅拌均匀，然后逐渐提高搅拌速度，直到将它搅拌成你喜欢的浓度。这样调制出来的饮品口感更佳。

效果加倍另有招

史上最有效的收腹小动作

伸展运动

1. 两腿并拢，脚掌和膝盖紧紧贴在一起，双手垂直紧贴大腿两侧。

2. 腰部分别向左右旋转90度角，头望向后面。做这个动作的时候要注意全身的拉伸和舒展，这样才更能够锻炼腹部肌肉。

推臂运动

1. 双脚张开与肩同宽，双手向上举，双臂紧贴耳朵，手指交叉紧握。

2. 臀部推向右边，头侧向左边，脊柱尽量保持挺直，使身体中段形成一个半月的形状，维持这个动作20秒，另外一边也是相同的动作。

蹬脚踏车

1. 平躺，双手紧扣放在脑后，双腿并拢，脚尖绷直。

2. 头抬起，视线望向腹部，双腿放在半空中做踩自行车的动作，维持10分钟以上。

这些小运动，只要每天挑一个进行练习，两个星期内就会见效。不过要提醒你的是，这些都是有氧运动，要慢慢地做不要硬撑。如果是第一次做，建议依据个人的身体状况逐渐增加运动量，千万不要太勉强。不过，任何运动都是重在坚持，想要有平坦的腹部，就持之以恒加油吧！

04 翘臀

对于经常坐办公室的女性来说，大多都摆脱不了臀部赘肉的噩梦，它会让身材大大走样。爱美的女性都想拥有迷人的魔鬼翘臀，于是如何美臀就成为很多追求漂亮的女性的烦恼。想要拥有完美的臀部，就从这里开始吧。

什么样的臀部才完美

完美臀部的 5 条标准

1. 臀围要大于腰围，腰臀围比例应为0.7：1（通常腰臀围之比在0.618～0.718之间都是符合标准的）。

2. 从侧面看臀部与腰腿部的连接处曲线明显。

3. 从背面看臀部呈圆形或桃形。

4. 臀部向后突起而不下垂。

5. 臀部皮肤光滑坚韧且富有弹性，皮下无多余脂肪。

决定臀部完美的两大要素

紧和翘是决定臀部美观的两大因素。紧就是紧实，指的就是臀部肌肉要紧绷、不松弛，臀部皮肤也同样紧实光滑且有弹性；翘就是臀形优美。臀部肌肉的曲线要上扬，不能扁塌下垂。

臀部的肌肉纤维是朝着左右两个上角呈45度斜上拉伸，因此很容易因地心引力和不良姿态等原因变得松弛下垂，比如不良坐姿、长时间久坐不动等都会使臀部变得扁平，因此一定要注意朝这两个方向进行收紧臀部肌肉并做提臀练习，才能拥有紧翘的完美臀部。

特效穴位

肾俞、环跳、承扶、涌泉、阴陵泉、三阴交。

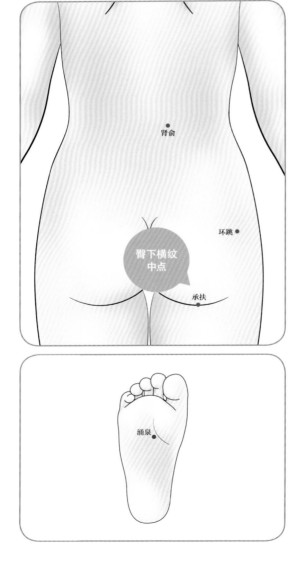

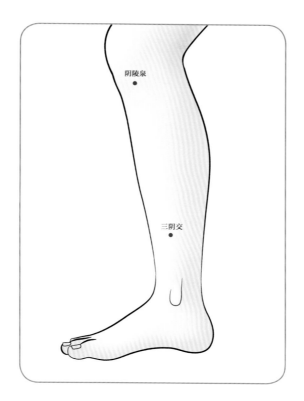

操作方法

1. 选肾俞穴，根据穴位确定合适的体位。将新鲜姜切成约0.3厘米厚的薄片，然后用针穿孔，将姜片置于穴位上，将艾炷放在姜片上，点燃艾炷。当受术者感到灼热可更换新艾炷，直到局部皮肤出现潮红为止，每次2～4壮。

2. 用点燃的艾条灸烤环跳、承扶、阴陵泉，使受术者局部有温热感而无灼痛为宜，至皮肤出现红润为度。

其他穴选灸。

灸法小秘技

艾条灸时，受术者避免烧损衣物。骨骼附近，穴位局部区域不适合隔姜灸的可选用艾条灸。

影响臀部美观的因素

不良坐姿

坐虽然是日常最常见的动作，但是你真的知道该怎么坐么？坐不好，不仅会影响背脊体型，而且臀部也会受牵连。长时间坐姿不正确也会导致臀部变形。如果经常软塌塌地斜坐在椅子上，久而久之会使压力集中在脊椎的尾端，造成血液循环不良，氧气供给不足，自然影响臀部美观。而如果只坐椅子前端的1/3处，这样就会导致身体的重量集中在臀部，长时间下来臀形自然不会好看。

长时间站立不动

如果长期站立不动，会导致血液不易自远处回流，使臀部供氧不足，影响臀部组织的新陈代谢，臀部自然不美观。

不良生活习惯

抽烟、喝酒、熬夜

如果你有抽烟、喝酒、经常熬夜的习惯，那一定要注意了。这些不良生活习惯会导致身体血液循环不好、代谢不良、肌肉松弛，想要拥有丰盈圆润的臀部，就要远离这些恶习。

饮食口味偏重

现代人高热量、高甜度、口味重的饮食习惯是造成肥胖的主要原因。如果偏偏又不爱运动，那变成真正的肥臀女是在所难免的。

运动时穿三角内裤

在运动时穿着薄薄的没有支撑力的三角内裤，这也是导致臀部失去弹性、变松弛的罪魁祸首。因为三角内裤相对来说支撑力不够，自然会导致臀部下垂。

吃出漂亮的臀部曲线

当体内缺钾时，细胞代谢会产生障碍，使淋巴循环减慢，细胞排泄废物越来越困难；加上地心引力的影响，囤积的水分与废物就会累积在下半身，自然造成臀部与双腿越来越臃肿。所以在日常饮食安排中应减少钠的摄取，而增加钾的摄取，多吃青菜、水果、糙米、豆类等食物，这些食物含有大量的钾元素，有助于排除体内多余水分，令你的臀部丰满挺翘。

05 美背

女人光洁白皙、漂亮性感的背影总能令人生出许多遐想。艳光四射的脸庞或许都勾不起任何欲望，而一个背影却会令人心动不已。完美的背部应该直挺而有曲线，要有适度的肉感来展现丰满曲线，还要有肩胛骨来凸显骨感。夏天无疑是香肩、美背的天下，要秀出美背，快来学习一下吧。

完美背部三要素

背部光洁嫩滑

无明显汗毛：背上的汗毛明显与否直接影响到背部的外观美。汗毛具有保护肌肤的作用，所以不能全部刮掉。只要注意把那些特别明显的毛剃除或是进行脱色处理，就能让背部肌肤看上去光鲜亮丽。

没痘印和色斑：如果背上长了痘痘，处理方法和脸部一样，切忌用手挤，以免留下痘痕。此外，为了防止色斑生成，背部的肌肤也要做好日常护理工作。

背部骨肉匀称

无肥肉：堆满脂肪的背部对于完美背影来说绝对是致命的。肩胛骨的线条对背部的美感来说至关重要。因此，平时生活中就要注意保持良好的姿势并辅助进行各种简单的锻炼。

骨肉匀称：太壮了就是虎背熊腰，太瘦了就是排骨。所以既不要太胖，显得背部浑圆，也不能太瘦，连脊骨都清晰可见。

背与臀比例适当

　　背部与臀部比例适当才能显出腰部的玲珑曲线。脊柱沟比较明显、肩胛骨不太突出是最棒的背部。

特效穴位

　　大椎、后溪、涌泉、阴陵泉、三阴交。

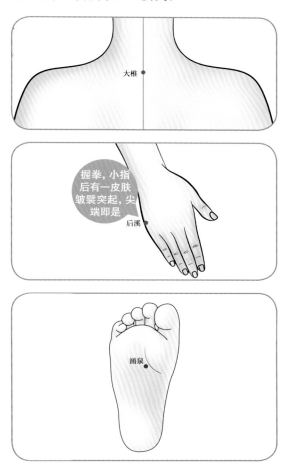

握拳，小指后有一皮肤皱襞突起，尖端即是

大椎

后溪

涌泉

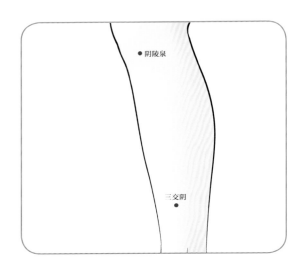

操作方法

1. 选取纯艾炷，放在已被穿刺数孔的生姜上，灸烤大椎。当受术者感到灼热不能忍耐时，换另一个艾炷，直到局部皮肤出现潮红为止。

2. 用点燃的艾条对准后溪、三阴交进行熏烤，使受术者局部有温热感而无灼痛为宜，至皮肤潮红为度。

其他穴选灸。

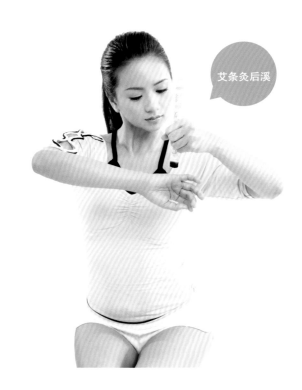

艾条灸后溪

灸法小秘技

操作时选穴宜精，每次2～6个穴位，密切观察艾条的燃烧情况和受术者表情，以便随时调节艾条与皮肤的距离和时间，防止烫伤皮肤。

完美背部五步走

去角质

你的背部正被青春痘、肤色不匀困扰着吗？不用着急，只要每周坚持给背部做两次去角质就可以改善这种症状。在家自己使用磨砂膏去角质，经过一个月就能见到效果。如果去SPA会馆护理皮肤的话，大约一两次就能见效。一般的美容会馆会使用含有果酸和A酸的高浓度美容液，既能去角质，还能起到活化细胞的作用，同时配合专业的美体仪器，去除背部色素沉淀更有效，令背部肌肤白皙匀称。

防晒

到了夏天，很多女性朋友喜欢穿露背装，但很少会在背部的肌肤上使用防晒霜，这也是造成肤色不匀的大问题。背部涂抹防晒霜不是很方便，可选用喷雾型防晒产品，在穿衣前先喷一喷，等完全吸收了再穿上衣服，就会保证背部肌肤不会因日晒而衰老。需要提醒你的是，背部肌肤的皮脂量是面部的10倍，很容易堵塞毛孔引发痘痘，所以在沐浴前，应该先使用卸妆油来清洗防晒产品。

保持正确姿势

坐姿

想要拥有漂亮的背部，保持正确的坐姿也是非常重要的。坐着时双脚应全脚掌着地，身体完全坐在椅子上，绷紧臀部肌肉。沉肩，将力量集中于丹田处，身体重量落在坐骨上。然后将脊柱一节一节抻拉开，身体坐直。

站姿

站着时应以脚跟、拇趾、小脚趾三点着地，均匀分配重量，将身体重心落于正中。此时注意微收肋骨，胸腔略回收。双手置于身体前侧时表示身体已有驼背现象，所以请将双手放在身后。

按摩

血液循环不良和淋巴循环不畅都会使背部肌肉紧张。按摩能促进血液和淋巴的循环，最大程度地改善这一问题，促进体内废物的排出。按摩不但能使背部肌肤回复白皙和光泽，还能帮助平常护理产品更好地吸收。

塑形

背部包括从头部到腰部的生理弯曲，由腹肌支撑。脊柱是人体的中枢，润滑其与肌肉的连接非常重要。大多数女性腹肌力量相对较弱，大腿关节活动区域狭窄，肩关节僵硬，容易出现驼背、腰椎间盘突出、圆肩等问题，直接影响了背部线条的美观。所以，应该经常有意识地锻炼脊柱的核心肌肉，才能防止出现肉肉的背部。可通过按摩、敲打、扭转等动作来塑造背部线条，使背部更完美。

06 细腰

　　长时间地伏案办公，多余的脂肪不知不觉已堆满了腰部，往日纤细的水蛇腰一去不复返，取而代之的是恼人的水桶肥腰。到底应该怎样才能将满腹的肥肉减掉成了时下女性最为在意的一块心病。不用怕，只要用心一定能瘦下来！有效的纤腰减肥方法配合具有神奇作用的艾灸，让你轻松就能瘦出纤细小腰！

特效穴位

　　上脘、天枢、肾俞、带脉、丰隆、涌泉。

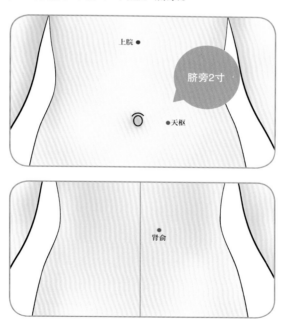

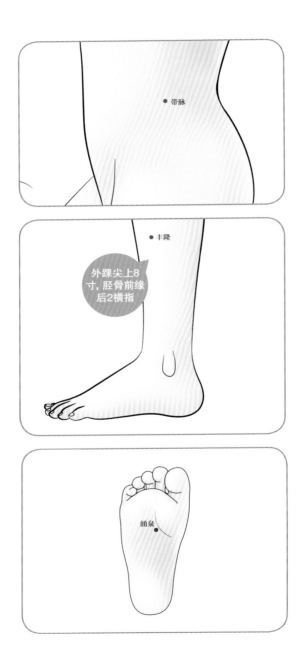

操作方法

1. 将大蒜切成约0.3厘米厚的薄片，在薄片上用针穿孔，选取肾俞、上脘两个穴位，根据穴位确定合适的体位，将蒜片置于艾炷下，然后放在穴位上施灸，直到局部皮肤出现潮红为止。

2. 取侧卧或俯卧位，将艾条的一端点燃，对准天枢、丰隆，距离皮肤2～3厘米进行熏烤，局部有温热感、皮肤出现红晕为度。

其他穴选灸。

灸法小秘技

艾条灸时可从上向下反复进行，肌肉丰厚的穴位可适当增加艾灸时间。

神奇的喝水瘦腰法

喝水不但可以美容，还可以促进体内新陈代谢，简单来说，身体消耗热量也需要水的参与。所以，每天保证喝大量的水，对美容瘦身效果非常不错。

清早起来喝一杯

清早起来就喝一杯白开水，能够加速胃肠蠕动，把前一夜滞留体内的垃圾、代谢物排出体外，减少腰部赘肉出现的机会。

虽然早上喝水的选择有很多，但是白开水无疑是最好的选择。它是天然状态的水经过多层净化后煮沸而来，水中还含有钙、镁等矿物质，对身体非常好。另外，白开水中不含有蛋白质、脂肪、碳水化合物，既能补充细胞水分，又能降低血液黏稠度，利于排尿。通常饮用白开水半个小时以后身体就会排出代谢物，也不会影响早餐进食。

每餐之前喝一杯水

在用餐之前喝一杯水，能够减轻饥饿感，从而减少食物的摄入量，时间长了胃口也就会渐渐变小，自然能达到减肥瘦身的目的。同时，每天多喝水也可以补充身体需要的水分，加速新陈代谢。

下午茶时再喝一杯

腰部肥胖最主要的表现形式就是赘肉，这是因为久坐、高热量食品造成的。下午茶时间是人觉得疲惫、倦怠的时候，而此时更是因为情绪而摄入不必要热量的脆弱时间段。这时候用喝水来代替进食无疑是最好的瘦身方法。

粗盐瘦腰法

粗盐有发汗的作用，它可以排出体内废物和多余的水分。每次洗澡前，取一杯粗盐加上少许热水搅拌，再把它涂在腰腹部。10分钟后用热水把粗盐冲洗干净，也可以配合轻柔的按摩，然后就可以开始洗澡了。也可以在洗完澡后，在手掌上撒一些粗盐来按摩腰部。注意按摩时不要太用劲，以免把皮肤搓粗糙。

　　紧身牛仔裤、超短裙和各种款式的热裤都让女人们爱不释手，然而腿形的不完美让许多女人对这些服饰望而却步。对于很多白领丽人来说，几乎一天都在坐着，慢慢地会发现自己的大腿和小腿肚越来越粗壮。所以，想要拥有修长的美腿，就要在日常生活中注意运用一些瘦腿动作来改变先天不够完美的腿形，让你想穿多短就穿多短，自信地秀出你的美腿！

特效穴位

　　足三里、三阴交、承扶、丰隆、太溪、承山。

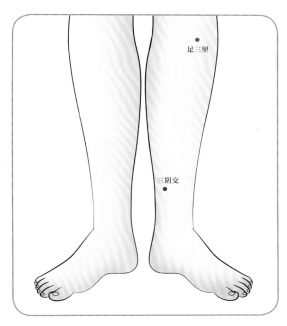

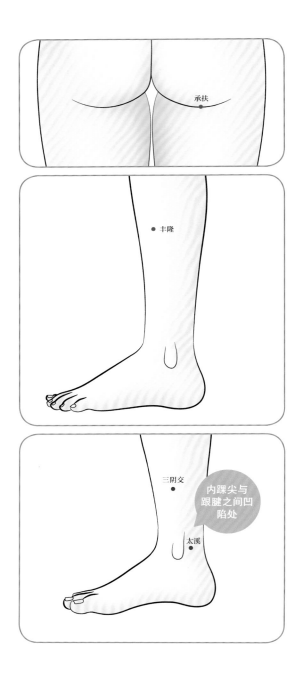

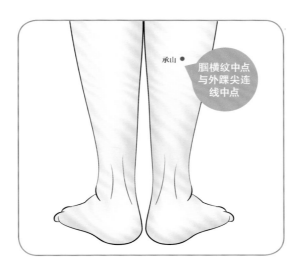

承山

腘横纹中点
与外踝尖连
线中点

操作方法

取站位，将艾条的一端点燃，灸烤足三里、三阴交、承扶、承山等穴位，同时活动腰部，至皮肤潮红为度。

灸法小秘技

艾条灸时不宜同时对多个穴位施灸。

瘦腿小动作大集合

1. 两臂下垂，一腿屈膝下蹲，背部保持挺直，另一腿向后伸至与地面平行，每条腿做3组，每组10次。

2. 晚上睡前躺在床上，将双腿抬起，往两侧使劲张开再合上，就像剪刀一样，做3组，每组10下。

3. 生活中注意走路的姿势。正确的走路姿势应该是：走路时抬头挺胸，两眼望正前方；伸展膝盖内侧，脚跟先着地；紧缩小腹、提肛、背部挺直、肩膀放松；保持行走路线在一条直线上。

调整好走路的姿势，每天花上 5 分钟来做做上面的简单小运动，就可以让粗腿一天天瘦下来，也可以逐渐改善双腿的线条，让你的腿看起来越来越笔直修长。

效果加倍另有招

坊间流传的神奇瘦腿方

保鲜膜瘦腿

在腿部涂抹身体乳，涂好后用保鲜膜将腿全部裹住。最好出过汗后用冷水毛巾擦去，使腿部肌肤更加光滑，富有弹性。

踩踩就瘦腿

穿上硬底鞋，脚掌着力站在台阶上。这个方法能有效提拉小腿肚，还能修饰腿形，让双腿显得更修长，臀部也会变挺翘。

刮痧瘦腿法

腿上抹好乳液，用刮痧板从上向下刮腿，要快速、用力，直到刮出红道道，左腿完了换右腿进行同样动作。最好是在每天晚上睡觉之前刮，刮完后不要接触冷水。

咖啡粉瘦腿

将咖啡粉和按摩油调成糊状，以螺旋状轻轻按摩大腿和臀部。可促进局部肌肤血液循环，避免蜂窝组织产生，使腿部更紧实。

冷热水冲洗

洗澡时用热水和冷水反复交替冲洗腿部，具有强化血管肌肉的功能，可以改善腿部血液循环，具有消除腿部水肿、使腿更加紧实的功效。

如今减肥不仅是胖女人的渴求，很多中等身材的女性，甚至只要是女性，都开始加入减肥大军的行列。对于天天坐办公室的白领女性来说，每天花费大量时间运动似乎不太现实，那么还有没有其他方法来减肥呢？答案当然是肯定的。减肥的方法有很多种，比如调整饮食、艾灸按摩、简单小运动等。其实，什么方法并不重要，关键的是要持之以恒。只要坚持下去，相信在减肥成功的路上定会有你！

根据体质来减肥，科学又有效

人体的体质有寒热之分，所以不同的体质就应该有不同的减肥方法，这才是有效的减肥之法。

测测你的体质

◎ 即使冬天也喜欢喝冷饮。

◎ 舌头颜色深红。

◎ 说话很快又很准。

◎ 大便很多时也有臭味。

◎ 常常有流口水的现象。

◎ 手总是很暖。

◎ 说话时声音很大。

◎ 两颊颜色常常偏红。

◎ 经常不自觉睁大眼睛。

◎基础体温在36.3度以上。

◎坐下来的时候身体常常摇摇摆摆。

◎整个人看似结实，但其实都是赘肉。

◎用手抓小腿肌肉，肌肉很容易被抓起。

如果选的"是"比"否"多就是热性体质，反之就是寒性体质。

根据体质来减肥

热性体质

体质特点：易流汗，有水肿的困扰，很容易因节食过量而出现便秘，大量的宿便积存导致腰腹赘肉产生。

减肥要点：首先要控制食量，热性体质肥胖者的最大弱点就是常会饮食过量。另外要注意多喝温热的水，如果真的想喝冰镇饮料，应先喝一杯温水，绝不能空腹吃冷饮或喝冰水。

特别建议：决明子50克、山楂5克、车前子10克、陈皮5克、何首乌5克、甘草3克、枳壳3克，煎水于餐前服用，连续饮用一周即可改善热性体质。

寒性体质

体质特点：寒性体质的人通常血液循环不好，所以容易手脚冰凉，通过饮食给身体增加热量，而由此也就导致了身体肥胖。

减肥要点：绝对不能乱节食或采用不当的减肥方法。因为寒性肥胖的人需要能减肥又能补身的方法才能减肥成功。平时注意多喝温热的水，可适量吃一点姜、辣椒等辛辣食品，对提升基础代谢率有很大的作用。

特别建议：在饭前吃一个加热过的西红柿或喝一杯加热的西红柿汁。西红柿的酸味可以刺激胃液分泌，促进胃肠蠕动，帮助食物纤维在肠内吸附多余的脂肪和废弃物，对减肥十分有益。

特效穴位

天泉、中脘、梁门、内关、三阴交、风市。

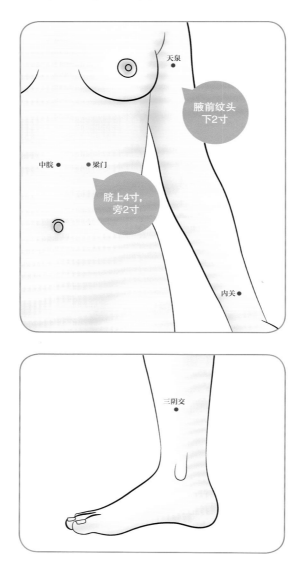

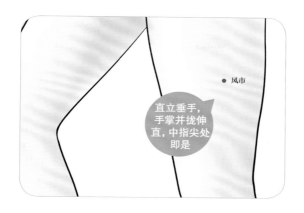

直立垂手，手掌并拢伸直，中指尖处即是

● 风市

操作方法

1. 用艾条灸梁门和中脘穴，也可以躺在床上用艾灸器来灸，灸到皮肤发红发热就可以了。

2. 用一端点燃的艾条熏烤内关、天泉、风市，距离皮肤2～3厘米，以受术者局部有温热感为宜，至皮肤潮红为度。

灸法小秘技

操作时，要选择优质艾条，并注意不要烫伤皮肤。

效果加倍另有招

自我推拿减肥妙方

推拿减肥是一种自然疗法，可对经络系统及脏腑功能进行调节疏导，达到清胃热、利水湿、助脾运、活气血的目的，最终起到消解脂肪的作用。

1. 拇指与食指相对，自上而下握拿颈前部喉结两旁，左右手交替，各

30遍。

2. 四指并拢，摩擦颈后，左右各30次。

3. 四指并拢，用指端螺纹面在对侧锁骨下区横向左右摩擦，左右手交替各30次。

4. 手掌伸开，掌心对着腹直肌，用掌根沿腹直肌方向自上腹部推向下腹部，左右手交替各30次。

5. 双手掌叠压，沿顺时针方向旋转摩腹，再换逆时针方向，各按摩30圈。

6. 双手握拳，拳眼对准腰眼上下摩擦，左右各30次。